EL OLVIDO DE UN PUEBLO

Una experiencia sociosanitaria en Moitaco (Venezuela)
en la década de los 70

EL OLVIDO DE UN PUEBLO

Una experiencia sociosanitaria en Moitaco (Venezuela)
en la década de los 70

Luis Miguel Bello Luján

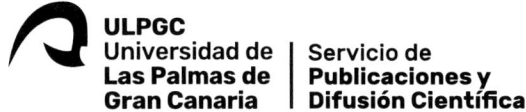

ULPGC
Universidad de
Las Palmas de
Gran Canaria

Servicio de
Publicaciones y
Difusión Científica

2024

BELLO LUJÁN, Luis Miguel
El olvido de un pueblo : una experiencia sociosanitaria en Moitaco (Venezuela) en la década de los 70 / Luis Miguel Bello Luján. -- Las Palmas de Gran Canaria : Universidad de Las Palmas de Gran Canaria, Servicio de Publicaciones y Difusión Científica, 2024
100 p.; 24 cm. -- (Alexis Ravelo. Ficción, memoria y ensayo; 2)
ISBN 978-84-9042-541-1
1. Atención primaria – Venezuela – Moitaco (Bolívar) 2. Salud pública – Venezuela – Moitaco (Bolívar) 3. Moitaco (Bolívar, Venezuela) – Condiciones sociales 4. Atención primaria – Venezuela – Relatos personales I. Universidad de Las Palmas de Gran Canaria, ed. II. Serie
614(872.21)
Thema: MBPA, MBN, VFD, 1KLSV, DNBT1

COLECCIÓN Alexis Ravelo. Ficción, Memoria y Ensayo · 2

© del texto:
Luis Miguel Bello Luján

© de las imágenes: sus autores. En portada, fragmento de mapa extraído de "Hoja 7340 - Moitaco, Santa Cruz del Orinoco, Boca del PAO - DCN 1973". *Wikimedia Commons*

© la edición:
Servicio de Publicaciones y Difusión Científica
Universidad de Las Palmas de Gran Canaria
https://spdc.ulpgc.es · serpubli@ulpgc.es

Primera edición. Las Palmas de Gran Canaria, 2024

Diseño y maquetación:
Servicio de Publicaciones y Difusión Científica de la ULPGC

ISBN: 978-84-9042-541-1
eISBN: 978-84-9042-542-8
Depósito Legal: GC 427-2024

Impresión: Taravilla Artes Gráficas

Impreso en España. *Printed in Spain*

Índice

Prólogo

La pasión y dedicación al trabajo del Dr. Luis Bello Luján siempre me han impresionado, por lo que es un privilegio presentarles este libro, cuya lectura recomiendo a cualquier lector, sea o no profesional sanitario.

Es difícil en tan breve espacio compartir algunos datos del autor y de las relaciones que nos unen desde hace años. Quiero destacar que el Dr. Bello ha dedicado su vida al estudio y la investigación en un campo de la medicina de especial relevancia, la salud pública y la medicina preventiva, pilares fundamentales en la mejora de la calidad de vida de las poblaciones a lo largo de la historia. Médico epidemiólogo e investigador destacado en esta materia son los calificativos profesionales que mejor lo definen.

Sin embargo, el Dr. Bello se aparta en este libro de sus habituales trabajos de investigación, relatándonos con pasión una experiencia en Venezuela que condicionó su vida, donde tuvo que abordar como médico de familia muchos problemas, realmente "todos los problemas". Emuló así a otros brillantes médicos españoles, como el Dr. José María Bengoa (e.p.d.), maestro personal y gran amigo mío, que partió exiliado a Venezuela en 1938, donde estableció mecanismos para combatir la malnutrición infantil, llegando a ser Director de Nutrición de la OMS en Ginebra y una de las personas más influyentes en la nutrición a nivel mundial. Trabajó como médico rural en Sanare, Estado de Lara, donde identifica la desnutrición asociada a la mayoría de las enfermedades de sus pacientes y describe el síndrome pluricarencial infantil, que combate en los centros de recuperación nutricional que diseña.

Mis frecuentes visitas a ese país tan hermanado con Canarias me permitieron conocer el entorno en que ambos trabajaron. En 1997, en Barquisimeto, muy cerca de Sanare, visité una organización llamada Ascardio, que funcionaba como mutua asistencial con efectivos programas preventivos de los factores de riesgo cardiovascular, lejos ya de la desnutrición aguda de los niños con mirada triste que Bengoa encontró 60 años antes. Puedo intuir la vida de ambos por el conocimiento del lugar y de las vivencias en la Venezuela rural del Dr. Bello, primero oídas, y ahora leídas.

Es para mí un gran honor prologar esta magnífica obra, de un amigo y en parte "maestro". Seguro que les trasladará a aquella Venezuela soñada, tan distinta de la actual.

Lluís Serra Majem
Rector de la Universidad de Las Palmas de Gran Canaria

Introducción

Hace cuarenta y cinco años fui a conocer el Oriente de Venezuela, alojándome en un pequeño pueblo a orillas del río Orinoco llamado Moitaco (Estado de Bolívar). Aquella experiencia me marcó profundamente. Fue un aprendizaje trascendental para mi ejercicio profesional e incluso para mi vida. Comprendí muchas cosas del mundo y del ser humano; sin embargo, nunca llegué a entender cómo un país tan rico podía sufrir tanta pobreza en sus gentes. Sus habitantes eran gente pobre y excluida y sus necesidades sociales eran inmensas.

Emprendí ese viaje con el objetivo de aportar y aprender todo lo que sabia sobre la salud y sus cuidados médicos en aquella pequeña población, para ayudar a transformarla modificando su realidad social. Quería hacer mía la experiencia vivida en el Centro de Salud de Tirajana y acabar con el síndrome clínico, exclusivo, que me habían enseñado en la Facultad de Medicina, y del que estaba empapado hasta los huesos. Cuando miraba aquella realidad social solo la veía por el cristal de la medicina que me habían enseñado. Pronto me di cuenta de que actuar sobre las personas era muy difícil. Se habían consolidado muchos hábitos, costumbres y creencias sobre el origen de las enfermedades, basadas en historias de "brujería" y de "curanderos". Sería muy difícil desarraigarlas, y cambiar aquella realidad social con aquellas condicionantes de vida sería casi imposible, pero había que intentarlo.

Había muchos elementos en contra, y uno de los principales era que para ellos era un extranjero, lo cual dificultaba que se pudieran implementar proyectos como el de la Junta Pro-Mejora, que pretendía incidir en diversos ámbitos de la realidad social para mejorar la salud de la población, siempre teniendo en cuenta la estrategia de la OMS, de aquel entonces, de "Salud para Todos en el año 2000".

Pronto me di cuenta de que la aportación que como médico asistencial pudiera realizar sería exigua para aquella realidad tan empobrecida y con tan pocos recursos. No había recursos suficientes ni humanos ni materiales. Además, las prácticas realizadas por curanderos y chamanes sobre la salud, que tenían prioridad, tenían nulos efectos médicos. Sin embargo, encontré una población deseosa de participar y mejorar sus condiciones de vida, incluyendo la salud.

Quiero dejar constancia de que aquellos cuatro años dedicados a trabajar en aquel pueblo con aquellas personas me marcaron para toda la vida tanto en aspectos humanos como en el profesional. Nunca he podido olvidar a todos aquellos venezolanos y venezolanas que me ayudaron a adaptarme, a sentir como sentían. A pesar de que vivían en aquella contradicción en la que se encontraban, me daban todo su cariño como si fuera uno más de aquella tierra venezolana.

ANTECEDENTES

Antecedentes

La decisión de ir a Venezuela fue clave en el futuro para orientar mi carrera profesional y mi vida. Fue una decisión arriesgada, pero atractiva, mirándola con el paso de los años. Se pudieron vivir experiencias únicas e inolvidables en un medio que desde fuera parecía paradisíaco. Siempre había sido una fantasía tomar esa decisión y conocer otros países le atraía, especialmente los de Sudamérica (Brasil, Colombia, Venezuela, etc.).

Entre los años 1965 y 1970 venían a estudiar a España carreras universitarias, estudiantes latinoamericanos procedentes de diversos países, lo que propiciaba un ambiente diferente, con reuniones, cenas y otros acontecimientos culturales, actividades que se hacían muy atractivas, sobre todo para muchos universitarios como yo. A veces, incluso, había grupos musicales, tanto profesionales como amateurs.

Venezuela era un país que atraía mucho en aquel entonces y estaba, en ese momento, en un nivel de expansión muy interesante. De hecho, muchos canarios continuaban yéndose para allá. Se necesitaba mano de obra. Con la llegada de la democracia, Venezuela era un país atractivo para trabajar, de modo que se presentaba una buena oportunidad para acudir a esa llamada. Estaban ocurriendo cosas muy interesantes. En diciembre de 1968 hubo elecciones presidenciales para designar al cuadragésimo sexto presidente de Venezuela. El Doctor Rafael Caldera, del partido socialcristiano (COPEI), ganó los comicios con el 29,13% de los votos. Su gran éxito consistió en lograr la paz política y social, terminando casi con las guerrillas que habían proliferado en el país en los diez años anteriores.

La nueva Carta Magna había sido aprobada por el Congreso Nacional el 21 de enero de 1961 y Venezuela empezaba a experimentar importantes, y contradictorias medidas, alentadoras transformaciones en el campo de lo político, cultural, económico y social[1]. En 1968 se creó el Banco de los Trabajadores, para captar el ahorro popular y canalizarlo hacia las necesidades de la clase obrera. Se allegaron recursos extraordinarios para paliar los daños del terremoto que asoló Caracas y sus alrededores en julio de 1967. Se consiguió un importante descenso del desempleo, acompañado de subidas de sueldos de los trabajadores, bien se tratase de empleados o de obreros[2], y se reformó también el Seguro Social, por medio de una nueva ley que entró en vigor el 1 de enero de 1967.

---

1   En lo que sigue, hasta el final del párrafo, me he inspirado en la información que se ofrece en el sitio web https://bibliofep.fundacionempresaspolar.org/dhv/entradas/l/leoni-raul-gobierno-de/.

2   El aumento medio fue, en el primer caso, de 78,80 bolívares mensuales, y en el segundo de 56,10.

Las reformas alcanzaron también al estamento militar, incluyendo mejoras profesionales, instalaciones y pertrechos y equipos.

En lo que se refiere a la salud, ya desde la Constitución de los Estados Unidos de Venezuela firmada por Rómulo Betancourt en 1947 se contemplaba, en su artículo 83, «el derecho a la salud de la población venezolana».

En el ámbito de la literatura, nunca en Venezuela hubo tantas revistas, periódicos, panfletos, polémicas o controversias como en la década de los 60[3], en medio de "un intenso movimiento cultural en el que coinciden novedosas iniciativas institucionales con desafiantes e irreverentes experiencias creativas en las artes, y peculiares procesos de reflexión sobre las relaciones entre la cultura y la política[4]".

En 1960, la mortalidad general en Venezuela era de 10 fallecidos por cada 1.000 habitantes y en los nacimientos, de 45 por cada 1.000 nacidos vivos. En 1967 se aprobó una nueva Ley del Seguro Social que cubría invalidez, vejez, supervivencia y paro forzoso como consecuencia de una enfermedad, facilitando asistencia médica integral y prestación económica en los casos de incapacidad temporal, parcial o invalidez, y vejez, entre otras, aunque quedaban exceptuados los trabajadores a domicilio, temporeros u ocasionales[5].

Venezuela, en fin, comenzaba a ser un país importante en los ámbitos social, económico y cultural. Era un país cargado

---

3 https://tesis.edu.red/monografias/6B751AC4FA6C70BE0EF2FC410
   32082D9.html.
4 http://gerardidiaadia.blogspot.com/2011/10/aquellos-anos-60.html.
5 https://www.academia.edu/30790940/Venezuela_A%C3%B1os

de belleza y atractivo para muchos canarios que querían hacer fortuna, con una gran dosis de libertad y un desarrollo democrático importante que duraba ya más de cuarenta años. Con un alto grado de biodiversidad, ocupaba el séptimo lugar en la lista mundial de naciones con mayor cantidad de especies. Su población se extendía desde las montañas de los Andes, en occidente, hasta la selva tropical de la cuenca del Amazonas, en el sur, a través de las extensas planicies de los Llanos, la costa del Caribe y el Delta del río Orinoco, en el oriente.

Sin embargo, la política fiscal expansiva de Venezuela y la posibilidad de una devaluación de la moneda no generaron confianza entre los empresarios. Por suerte, la revolución en Irán permitió que los ingresos petroleros aumentaran, pero hubo que aplicar ajustes. El presidente Carlos Andrés Pérez había declarado ya en 1977 que era necesario aplicar ajustes macroeconómicos, pero las medidas no fueron tomadas, su aplicación se postergó y un nuevo aumento de los precios petroleros permitió que el ritmo de la economía nacional siguiera su curso. El PIB per cápita de Venezuela tuvo su máximo histórico en 1977 y Venezuela tenía todas las condiciones para que pudiera vivirse bien.

PREPARACIÓN DEL VIAJE

Preparación del viaje

Fue en el verano de 1976, estando de vacaciones con mi mujer, cuando decidimos ir a Venezuela. Consideramos que era importante valorar sobre el propio terreno la idea que nos venía rondando por la cabeza, así que emprendimos rumbo a aquel país que había acogido a tantos emigrantes canarios.

El viaje fue corto, pero intenso. Llegamos al aeropuerto de Maiquetía, en Caracas, procedentes de Madrid. La travesía había sido tranquila. Llegamos de noche a un aeropuerto caluroso y rebosante de gente que iba de un lado para otro. El aeropuerto había sido construido en 1934 por la Pan American Airways. Era el primer aeródromo de la capital.

Caracas era una ciudad de dos millones de habitantes, muy cosmopolita y repleta de atractivos para la pareja recién llegada. Los más destacados eran el Teleférico, la Ciudad Universitaria, los zoológicos y el Bulevar de Sabana Grande. Había grandes edificaciones y avenidas con muchos vehículos americanos, que provocaban colapsos continuos de circulación en toda la ciudad. A pesar de ello, todo el mundo quería tener su propio coche.

En Venezuela se vivía tan bien que nadie se quería ir del país. Por esta misma razón había gran cantidad de extranjeros y, entre ellos, una gran población de canarios. Sin embargo, también se veía a una gran cantidad de personas malviviendo en las calles de la ciudad.

El país por excelencia al que se dirigía la emigración canaria era Venezuela. Desde el siglo XVII se documenta la llegada de canarios en sucesivas oleadas de población. En 1874 llegaron 751, en 1884 ya eran 2.844 y en 1891, 2.398[6]. Si bien los canarios habían comenzado a asentarse en Venezuela ya desde tiempos de la Conquista, la mayor oleada se produjo entre los años 1940 y 1970, en los que algo más de 100.000 personas emigraron a Venezuela desde Canarias, especialmente desde las islas occidentales, como El Hierro o Tenerife, y, en menor medida, desde Gran Canaria. La emigración canaria provocó que muchos escritores se inspiraron en ella y no solo en la agrícola sino la de diferentes oficios (arrieros, mercaderes, pulperos y artesanos, etc.).

Nos sorprendió la cantidad de ranchos que había en las laderas de las montañas que rodeaban la ciudad de Caracas. Muchos de ellos pertenecían a personas que habían venido del interior del país en busca de dinero fácil, sin casa ni enseres, que se instalaban en algún rancho existente.

---

6   https://www.museosdetenerife.org/blog/la-emigracion-canarias-venezuela-2/.

La primera visita que hicimos fue al Ministerio de Sanidad. El Ministerio se encontraba en el centro de la ciudad, en las Torres del Silencio, símbolo arquitectónico y referente cultural de la ciudad capital de los años 50, con 103 metros de altura y 32 pisos.

En la planta octava de dicho Ministerio se encontraba la División Médica Rural. Al entrar, nadie nos pidió ningún tipo de identificación. Subimos en el ascensor hasta dicho departamento. El doctor Luis González Herrera era el director de dicha División. Era médico y un magnífico sanitarista, profesor de Enfermedades Tropicales en la Universidad Central de Venezuela, conocido tanto en instituciones nacionales como internacionales.

Llegamos a su despacho. Después de un corto espacio de tiempo la secretaria nos comentó que podíamos entrar. El despacho del doctor era amplio, con una gran mesa en el centro y varios sillones para las visitas. Estaba desordenado, lleno de libros y documentos apilados sobre la mesa principal, con un gran ventilador en el techo. En una de las paredes tenía un gran mapa de todo el país, donde se marcaban con chinchetas de color todos los hospitales, consultorios de salud y medicaturas o consultorios locales de los diferentes municipios del país. Las chinchetas rojas señalaban los lugares que estaban vacantes en ese momento y las verdes, los ocupados. Curiosamente, las medicaturas alrededor de Caracas estaban todas marcadas con chinchetas verdes. Había una gran ventana desde donde se divisaba casi toda la ciudad de Caracas. Entraba aire fresco, fruto de la altura del edificio, que se agradecía, dado el calor ambiental.

El Dr. González Herrera era una persona de mediana edad, de tez morena, con un poco de barba blanca. Era alto, corpulento, con ligero sobrepeso. Cuando nos recibió, se encontraba sentado en su escritorio, con las piernas entrecruzadas encima de la mesa. Nos comentó que en ese momento estaban contratando médicos extranjeros por necesidad, y que los estaban enviando a las medicaturas o centros médicos del interior del país durante un par de años. Enviaban también a personas recién egresadas, de origen venezolano, porque así lo recoge la Federación Médica de Venezuela en sus estatutos de ejercicio profesional.

—Como usted ve en la pared con chinchetas rojas, —me dijo— son muchas las vacantes sin médicos. Nos hacen falta médicos, doctor. Puede usted elegir una, si le interesa. Personalmente, le recomendaría las medicaturas del Estado de Bolívar, del Estado de Apure y algunas del Territorio Amazónico. Además, como verá, son muchas las vacantes en diferentes Estados, aunque le advierto que en esas zonas hace mucho más calor húmedo, durante todo el año, que podría alcanzar los 30 grados.

Nos despidió como si lo fuéramos a ver la siguiente semana. Al final, nos interesó la medicatura de Moitaco, porque estaba al lado del río Orinoco y era pequeña, y parecía que pudiera ser más fresca.

Continuamos nuestro viaje por Venezuela. Ya habíamos cumplido el objetivo que nos habíamos propuesto, contactar con el Ministerio de Sanidad, y el resto de los días teníamos pensado que fueran de descanso total, para cuya planificación nos atendió Fernando, otro canario, experto en viajes y turismo. Fuimos a la costa de Caraballeda, ubicada en el estado de La Guaira, en el litoral central venezolano, frente al mar Caribe. Las principales actividades de esta zona eran el turismo y los servicios (restaurantes y centros comerciales). Montamos en una motora, perteneciente a otro canario, inmigrante, que residía allí. La temperatura del agua del mar era caliente. En medio de las aguas aparecían pequeños islotes donde se vendían tostones[7], queso blanco, aguacates o guacamoles, gran delicia de los foráneos. Disfrutamos de todo eso. De vuelta a Caracas visitamos el Cerro del Ávila.

---

7   Según lo define el diccionario de la Academia, el *tostón* es, en las Antillas, Nicaragua y Venezuela, una "rodaja de plátano verde, machacado y frito y a veces con especias", llamado también a veces *patacón*.

LLEGADA Y ADAPTACIÓN

Llegada y adaptación

Terminadas esas vacaciones, nada más llegar a Canarias, tanto yo como Ángeles, mi mujer, tomamos la decisión de regresar a Venezuela a la mayor brevedad posible, acompañados ahora por nuestra hija, la pequeña Nayra, de dos años, lo que suponía todo un reto para nosotros y acrecentaba la incertidumbre sobre nuestro futuro. Esperamos, en todo caso, a pasar las vacaciones de Navidad antes de tomar de nuevo el avión rumbo al Caribe. La despedida fue para todos muy dura, sobre todo para mí y mis pacientes de San Bartolomé de Tirajana, y, por supuesto, para el equipo de salud con el que trabajaba.

A la llegada, tuvimos que adaptarnos a la temperatura y a las distancias. Todo estaba lejos, necesitábamos transporte para cualquier trayecto y las temperaturas del interior, como en Valencia, Ciudad Bolívar o Moitaco, oscilaban entre los 23 y los 35 grados durante todo el año.

Al principio nos acomodamos en el apartamento de Fernando, el ya mencionado emigrante canario que habíamos conocido en el Ministerio de Sanidad, que nos acogió sin pensárselo dos veces. Vivía en Tanaguarena, en una zona de costa. Nos alojamos allí algunos días, en los que pudimos disfrutar de la playa y el sol. Sin embargo, ocurrieron también en esos días algunos desagradables incidentes. El hijo de Fernando sufrió quemaduras en la planta de los pies y su otra hija enfermó de bronquiolitis y tuvo que ser llevada al Hospital Universitario de Caracas, a 60 kilómetros de la costa.

La tranquilidad de la que disfrutábamos llegó a su fin en cuanto pusimos pie nuevamente en la oficina de la División de Atención Médica Rural, cuyo director era el conocido Dr. González Herrera, a quien no solo le agradó la visita, sino que aprovechó nuevamente para recomendarnos los centros médicos de atención rural, las llamadas medicaturas, del Estado de Bolívar, por las que pasaba el río Orinoco. Nos atraía su relación con el río, y su lejanía de lo "urbano" y de la civilización.

Así fue como tomamos el avión para el Oriente venezolano. Después de un vuelo de hora y media a través de varios Estados intermedios llegamos a Cuidad Bolívar. Lo primero que notamos al abrir la puerta del avión fue el fuerte calor de la zona, que entró como un huracán. Al bajar mezclarnos con la multitud, nos sorprendió el color de la piel de la mayor parte de las personas, sus caras morenas, sus orejas grandes y los rasgos indígenas de la población. Había una gran mezcla de criollos, mestizos y mulatos. Nos instalamos en un hotel sencillo, un hotel para camioneros y comerciantes. Había un patio central y rodeándolo se situaban las habitaciones con sus puertas metálicas. El calor asfixiaba el ambiente y caminar por las calles era imposible, pues había que bregar constantemente contra el calor y las distancias.

Al cabo de unos días allí, fui a presentarme ante el Comisionado de Salud del Estado. Al recibirme, la secretaria me comentó que ya desde el Ministerio les habían avisado de mi visita. Esperamos un momento y nos recibió el Doctor Mendes, quien me comentó que ya le habían indicado desde el Ministerio que quería ir a la medicatura de Moitaco.

—Ese centro —me dijo— lleva tiempo sin médico y esa zona tiene muchos problemas, y se requiere un médico cuanto antes. Como ha estado abandonada tanto tiempo, necesita que Gobernación la dote de un mobiliario mínimo, así como de agua corriente y luz, con una pequeña planta energética. Mientras tanto, usted empezará a cobrar su salario desde este mismo momento y hará un curso de formación sobre enfermedades tropicales y otras desconocidas por ustedes que vienen de las Islas Canarias. Por las mañanas irá a un hospital docente durante tres meses y le voy a suministrar una carta para el director del hospital. Más adelante irá de visita a la zona con el transporte de la comisionaduría de salud, para que se haga una idea de lo que va a ser su trabajo, observe si hace falta algo más y conozca a todo el personal de la medicatura. Aquí le doy una carta para el director del hospital Ruiz y Páez, el único de Ciudad Bolívar, y otra para Gobernación. Ya conocerá más adelante al epidemiólogo del Estado. Vaya a Administración y entregue allí los datos de su cuenta corriente, para que le ingresen su sueldo. Le convendría también venir al servicio de urgencias del hospital. Verá cosas muy interesantes para usted.

Le agradecí al doctor todas estas sugerencias y comencé a acudir al hospital diariamente. La acogida fue buena, pues había generado cierta curiosidad la posibilidad de encontrarse con un "médico isleño blanco". Muchos de los médicos venezolanos del hospital habían estudiado fuera del país y se sentían solidarios ante las dificultades que se me iban presentando.

Después de mes y medio en el hospital ya era conocido en todo el recinto. Había pasado por diferentes servicios, además del de urgencias, y empezaba a hacer amistades más allá de lo profesional. Solía recibir invitaciones para acudir a cenar a las casas privadas donde vivían médicos y otros sanitarios, en hermosos hatos[8]. Estas excursiones nos gustaban mucho a la familia, sobre todo a mi hija Nayra, dado que había animales y todo tipo de curiosidades para jugar. Incluso en algunos de ellos había hasta pequeños ríos o afluentes para bañarse. Algunos hatos eran auténticos paraísos.

No veía la hora de empezar a trabajar. A Venezuela comenzaron a llegar médicos extranjeros como consecuencia de la llegada al poder de las fuerzas armadas en países como Argentina, Chile y Uruguay y la consiguiente implantación de diferentes dictaduras militares. Otras veces, como consecuencia de los bajos salarios del personal sanitario, como sucedía, por ejemplo, en Santo Domingo, en aquel momento. Así se daba lugar al encuentro entre médicos y familias de diferentes nacionalidades y se iba conformando una especie de solidaridad entre todos los médicos extranjeros, que se ayudaban unos a otros.

El calor invadía Ciudad Bolívar, donde no refrescaba. La ciudad estaba ubicada en la Guayana venezolana, al sur del río Orinoco, en un lugar donde el cauce se estrecha conside-

---

8   *Hato* es el nombre que se da en Venezuela a las haciendas, fincas rurales o ranchos.

rablemente, quedando reducido a 800 metros de anchura, lo cual se consideraba una ventaja en épocas pasadas, en las que se trataba siempre de ubicar las ciudades en los mejores puntos para poder atravesar los ríos.

La vegetación es la típica de la región guayanesa-amazónica, donde se pueden contemplar morichales, chaparrales[9], etc. La fauna estaba representada por el morrocoy[10] o el cocodrilo del Orinoco. El puente de Angostura es de gran importancia infraestructural para la ciudad, ya que une Ciudad Bolívar con el resto del país. También contaba con una infraestructura sanitaria pública, que estaba representada por el Hospital Ruíz y Páez y una distribución de medicaturas y centros de salud por todo el Estado.

Por fin, acudimos al pueblo de Moitaco, de visita a la medicatura, para comprobar sus condiciones, después de seis años sin médico. El trayecto de ida y vuelta, en la pasajera de turno, resultó un poco tedioso, por lo largo del viaje, pero también novedoso, por su peculiaridad. Atravesar un río en chalana era una de las grandes sorpresas de aquel viaje, así como la geografía cambiante del paisaje: seca en los matorrales y húmeda en las cercanías del río Aro. Las pasajeras eran llevadas por conductores singulares, algunos de ellos extranjeros de origen, pero con muchos años en Venezuela. A uno de ellos se le llamaba "Moreno", y era de origen venezolano, y al otro,

---

9   El *morichal* es un terreno poblado de moriches, una planta de la familia de las palmas, de cuyo tronco se saca un licor azucarado y una fécula comestible, mientras que con la corteza se hacen cuerdas muy resistentes. El chaparro, por su parte, es, en América Central y Venezuela, un arbusto de cuyas ramas se hacen bastones.
10 Una especie de tortuga o galápago.

que era de origen libanés, le decían el "Brisa". Era catire[11], muy popular, y llevaba ya más de veinte años en el país. Estos conductores iban y venían diariamente un par de veces al día e iban recogiendo población que se encontraban en la carretera, con destino a Moitaco o alrededores. El viaje duraba tres horas aproximadamente desde Ciudad Bolívar, aunque hay que tener en cuenta que había que atravesar en chalana, que funcionaba solo por el día, el río Aro y 55 kilómetros de carretera de tierra, que, cuando llovía, muy frecuentemente, estaba, además, embarrada. Por la noche, no funcionaba ni el servicio de la chalana ni el de las pasajeras. En el caso de que se produjese una urgencia médica, había que llamar a la chalana desde la otra orilla, y solía acudir, porque no había transporte público.

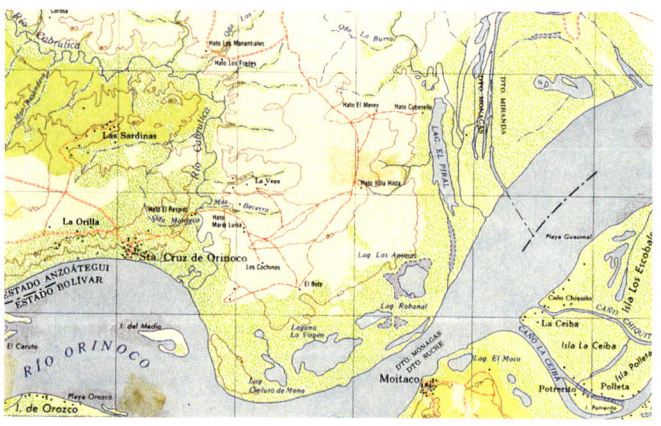

Ilustración 1. Fragmento de mapa, extraído de
"Hoja 7340 - Moitaco, Santa Cruz del Orinoco,
Boca del PAO - DCN 1973". *Wikimedia Commons*

---

11 Adjetivo que se emplea en Venezuela como sinónimo de "rubio".

El río Aro es uno de los afluentes del Orinoco por su margen derecha, en las inmediaciones de la villa de Borbón, a unos 80 km aguas arriba de Ciudad Bolívar. Se trata de un río importante, de aguas negras por la abundancia de ácidos húmicos provenientes de la descomposición de la vegetación de la selva.

Desde la entrada del casco del pueblo se divisaba, en el fondo, el río Orinoco en toda su grandeza, como dándole al pueblo el marco de un cuadro que aparecía a sus pies.

La medicatura se encontraba casi a la entrada del casco de Moitaco, rodeada por un jardín grande repleto de matorrales de todo tipo. Aunque había una verja que separaba la medicatura de la calle, tenía una puerta pequeña que siempre se quedaba abierta, a través de la cual entraba el ganado local para devorar el pasto. En muchas ocasiones se veía pacer a los burros y a las vacas tipo cebú en sus proximidades. Asimismo, en época de lluvias la medicatura servía como refugio, debido a las frecuentes tormentas eléctricas.

Nada más llegar nos vino a saludar una culebra casera, no venenosa, que salió espantada hacia el jardín al ver gente en aquel edificio siempre deshabitado. El susto que nos llevamos fue mayúsculo. Era la primera vez que veíamos una culebra viva tan de cerca.

La medicatura era amplia y grande, contaba con un dormitorio para el médico y tenía unos techos altos de aluminio que se llenaban de murciélagos todas las noches y desde donde se amplificaban los gruñidos de esas criaturas. A pesar de ello, la medicatura siempre estaba limpia, sobre todo los pasillos, gracias a una señora indígena que limpiaba todos los días. Desde el punto de vista sanitario, estaba atendida por dos auxiliares de enfermería, que no se encontraban allí en ese momento. Rápidamente se extendió por todo el pueblo la noticia de la llegada de un médico isleño, de Canarias, y al poco llegaron las enfermeras para darle la bienvenida. Las saludé cortésmente y me di cuenta de inmediato del escaso uso del centro. Los pisos estaban limpios, brillantes del poco uso y las puertas cerradas con llave. En el suelo, contra la puerta de una de las habitaciones, al lado del jardín, encontramos una araña negra, ponzoñosa. Su presencia resultó normal para todas las personas que se encontraban allí, excepto para mí, que no había visto en mi vida ninguna. Un gran problema que tenía el centro en ese momento es que no disponía de agua ni de luz, y estaba abierto totalmente al jardín, por lo que en esas condiciones era complicado vivir allí.

En aquella corta visita pudieron conversar con Hilda y Alicia, las auxiliares de enfermería, a las que se sumó la auxiliar del desayuno infantil, Elisa, que también se acercó a comentar la situación de ese servicio. Las tres aparentaban más edad de la que en realidad tenían, aunque daban muestras de una buena actitud para seguir trabajando, a pesar de la soledad y la falta de apoyo en su trabajo. Este era todo el personal del centro con el que contaba. A pesar de ser personas mayores, me parecieron muy buenas trabajadoras y con una actitud muy positiva.

Después de aquella visita sanitaria decidimos dar una vuelta por el pueblo, saludar al prefecto, al sargento-jefe de la Guardia Nacional y a los representantes políticos de los diferentes partidos de la zona. En general, hubo buena acogida. Las gentes se asomaban a sus puertas cuando avisaban de que iba a pasar el nuevo médico con su familia.

Decidimos almorzar por allí antes de regresar a Cuidad Bolívar, aunque no encontramos ningún restaurante, solo bares donde se vendía cerveza y ron. Tuvimos que ir a la casa de una señora adinerada, que se creía que era la dueña del pueblo, y nos acababa de conocer. Se desvivió para atendernos, y no solo nos dio de almorzar, sino que también quería que nos quedáramos a dormir en la casa. Durante la preparación de la comida nos contó todas sus enfermedades, y sus contactos sociales y políticos con el poder local. El almuerzo, típico de la zona, consistió en arroz, gallina y guiso, casabe y hallacas[12].

Comenté que estaba haciendo algunas prácticas en el hospital y que una vez terminadas volvería con muebles y la planta eléctrica que iba a proporcionar el Ejecutivo para darle calor a la medicatura. Se veía a las auxiliares contentas de volver a tener un médico después de varios años, aunque lo miraban con cierta desconfianza. Anteriormente, habían aparecido por allí otros médicos diciendo que iban a ir, pero nunca aparecieron.

Esperamos a que el transporte volviera a Ciudad Bolívar para poder regresar. Nos dimos una vuelta por el pueblo y encontramos a alguna gente en las puertas de sus casas. Creíamos que las personas estaban de vacaciones, pero en realidad estaban en desempleo y otras muchas, dedicadas a la agricultura, descansando. No había más oficios, salvo pescadores, que

---

12 El *casabe* es un pan ácimo, crujiente, delgado y circular hecho de la harina de yuca, o mandioca y la *hallaca* es un plato típico de Venezuela que el diccionario de la Academia define de este modo: "Pastel de harina de maíz, relleno de un guiso elaborado con varias clases de carne o de pescado en trozos pequeños y otros ingredientes, que, envuelto en hojas de plátano o cambur, se hace especialmente por Navidad".

eran muy pocos. Existían pocos servicios públicos, como Guardia Nacional, funcionarios de caminos y obras, maestros, radiotelegrafista, prefectura y medicatura. Eran atendidos por hombres, muchos de ellos de otros pueblos del país, que residían allí temporalmente.

La vuelta a Ciudad Bolívar se hizo pesada. Entre el movimiento de la pasajera en aquella carretera de tierra y la charlatanería del chofer llegamos al hotel agotados.

Durante algunos meses estuve realizando una pasantía por el hospital de la región, con el fin de irme familiarizando con problemas que jamás había visto, como mordeduras de serpientes, picaduras de rayas de río y otros animales dañinos, gastroenteritis por contaminación del agua, malaria, y otras enfermedades abundantes en la zona. Esta situación me dio ocasión para irme introduciendo en el ambiente hospitalario e ir conociendo distintas personas del ámbito sanitario. También hice una pasantía en salud pública, vigilancia epidemiológica, sistemas de vacunaciones y sistema de notificación de enfermedades infecciosas, todo lo cual me resultó completamente nuevo e interesante. Todo estaba muy organizado, aunque contaba con poco personal.

El tiempo pasaba rápidamente, lo que me obligaba a pasarme por Gobernación del Estado para ver cómo iba la compra de las camas, roperos y mesas para la vivienda de la medicatura, así como la solución del problema del agua y la luz. La cosa iba para largo. No se había comprado nada. Llevaban dos meses en la misma situación. Continuaba, entretanto, en el hospital haciendo prácticas y aunque eran sumamente interesantes, me generó cierta culpabilidad pensar que estaba cobrando sin trabajar aún.

MOITACO

Moitaco

La población de todo Moitaco era de 4.329 habitantes, aunque en el casco habitaban solo 500 personas y el resto estaban distribuidos en 288 caseríos. Existía una gran dispersión de su población. La situación censal era la de una población joven, pues el 70% de las personas censadas era menor de veinticuatro años. El caserío de Moitaco era diferente al resto de los pequeños pagos, pues en él había muchos más servicios y algún comercio.

La vegetación de la zona era muy variada, con ciertos pastos al norte en las sábanas próximas al Orinoco y más selvática al sur. En la zona húmeda tiene su hábitat una cantidad enorme de especies animales, tanto terrestres como trepadoras, voladoras, y también arácnidos e insectos. En esta zona existe una franja de llanuras en la zona derecha del Orinoco, que marca el límite del Estado por su parte norte y está ligado a la historia de Guayana. En la lengua nativa significa "Padre de todos los ríos", aunque el río Caroní es el gran motor de la economía guayanesa. Pero el Orinoco es el río que le da vida económica y social a Moitaco y a toda su región. Los niños se bañaban en él, las mujeres lavaban la ropa y los agricultores enviaban sus cosechas a la capital a través de él en barcazas. Era frecuente la existencia de pequeños conucos[13] en todo el casco y alrededores.

La carretera para llegar al casco de era de tierra, en un tramo de casi 55 kilómetros. En el casco existía, en cambio, una capa de asfalto que favorecía el poder circular y caminar.

La situación de la parroquia era similar a la de la mayoría de las parroquias o pueblos de la zona. Moitaco era una zona agrícola y pesquera, pues el río Orinoco suministraba pescado a toda la región. Los pescadores de la zona utilizaban para la pesca la tarraya, un tipo de red redonda. El 60% de la población adulta se dedicaba a la agricultura, aunque las mujeres trabajaban doble jornada, porque al terminar su trabajo continuaban con las tareas domésticas. En lo que respecta a la situación social, destacaban los problemas económicos: la mayoría de la población ganaba menos de 1.000 bolívares al año (unos 25,6394 euros de hoy), el 15% eran analfabetos y el 60% eran mujeres. La mayoría vivía en ranchos y la mitad de la gente tiraba la basura al monte. La fecundidad y natalidad de las familias era muy alta, aunque con una mortalidad infantil altísima (90,47*1000 nv.). Además, el 41% de los hijos eran extramatrimoniales.

---

13 "Parcela pequeña de tierra destinada al cultivo de frutos menores, casi sin regadío ni laboreo", según se define el término en el diccionario de la Academia.

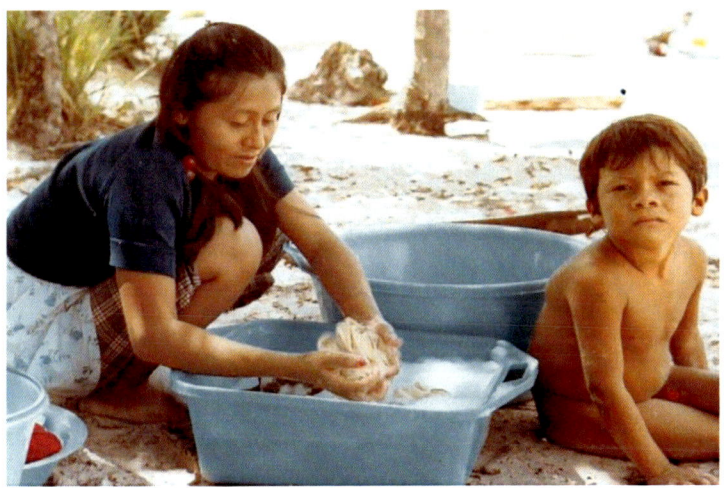

Foto 1. Madre e hijo del caserío de Camurica (Moitaco). 1977.

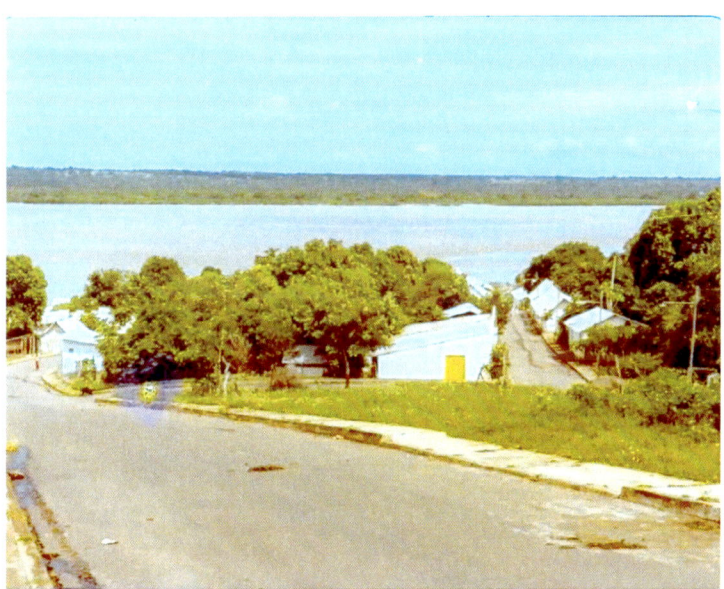

Foto 2. Entrada al casco de Moitaco. Río Orinoco al fondo. 1977.

El mayor logro en aquel momento en el casco de Moitaco fue la puesta en marcha de la planta de tratamiento de aguas blancas con cloración y fluoración, lo cual contribuyo a la disminución brusca de las enfermedades diarreicas de la zona.

En el año 1977 existían más de 288 caseríos dispersos en toda la parroquia, entre los que destacaban caseríos de origen indígena, como Camurica, San Antonio y otros, como El Vaquiro, San José del Pao, Curumutopo, Peramanal y La Esmeralda, que reflejaban la gran diseminación poblacional existente en toda la parroquia de Moitaco. A toda esta situación, se añadía la falta de organizaciones de tipo comunitario, pues no existían organizaciones sindicales ni vecinales, aunque sí movimientos vinculados a los partidos políticos, aunque con pocos participantes. Lo que si había eran cuatro bares, en los que se reunía a tomar cerveza gran parte de la población adulta.

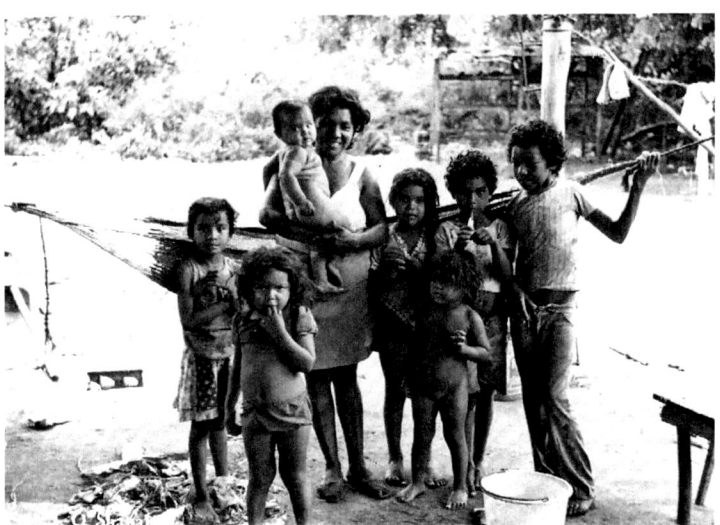

Foto 3. Familia típica de la isla de la Culebra. Moitaco. 1977.

MEDICATURA

Medicatura

La medicatura tenía a su cargo diez caseríos más, dotados con su auxiliar sanitario correspondiente. Estos caseríos, también llamados pagos, estaban encargados de diversas responsabilidades sanitarias: consultas, suministros de medicación e inyecciones, programa de vacunación, control ginecológico del embarazo y el parto, control del paludismo, etc. El trabajo podía ser infinito y, de hecho, lo era.

La medicatura era de una planta y contaba con un gran espacio interior para las diferentes consultas. Se habían habilitado también dos dormitorios interiores, una cocina y un baño, como vivienda para el médico. Además, tenía un patio interior que comunicaba con un gran jardín, que hacía las delicias de las vacas, asnos y demás animales, que se refugiaban allí cuando la lluvia hacía estragos. Ese jardín servía, a su vez, como aparcamiento de los vehículos tipo todoterreno y de la ambulancia.

El primer problema con el que nos encontramos fue que no teníamos ni agua ni luz y que había poca comida saludable, a excepción del pescado del río, cuando se pescaba. El tanque de agua de la azotea estaba lleno de tierra y las cañerías taponadas y perforadas con graves desperfectos, lo que hacía imposible instalar el agua. En cuanto a la luz, el problema era que no existía ni planta ni corriente eléctrica para instalarla y se hacía difícil trabajar de noche y atender a todos los heridos, lo que era prioritario para arrancar con el trabajo de la medicatura. La planta eléctrica llegaría más tarde.

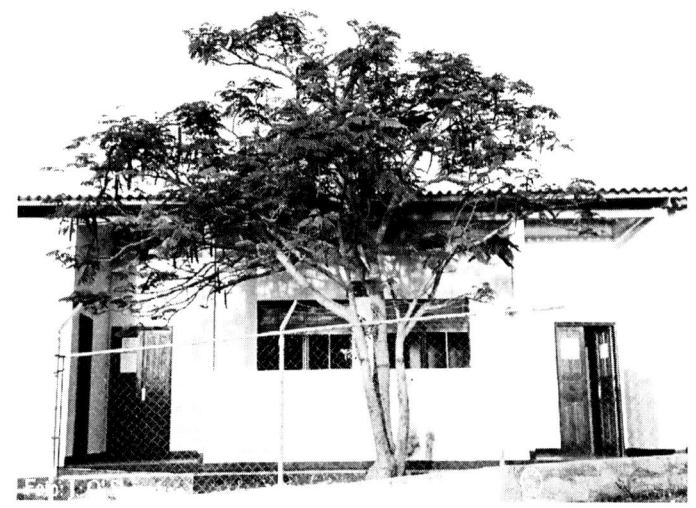

Foto 4. Medicatura de Moitaco. 1977.
Fuente: Jaime O´Shanahan Bravo de Laguna

La escasez de agua se paliaba yendo a un pequeño río, afluente del Orinoco, el Moitaquito, situado cerca de la medicatura. Así, la visita al riachuelo para darse un baño se había convertido en una tradición. El remedio para la falta de luz, en cambio, había sido más complejo. Aunque habían empezado a utilizarse velas para poder tener luz por la noche, la consecuencia fue que la medicatura se había convertido en la casa de los murciélagos. Cada vez que iba a buscar agua por la noche y pasaba por la sala de espera, donde anidaban los murciélagos, emitían un ruido agudo y producían un gran alboroto a mi alrededor. Al principio sentía temor, pero poco a poco me fui acostumbrado, ya que se limitaban a gritar con ese ruido suyo tan característico.

La carencia de comida en el pueblo exigía que cada quince días hubiera que hacer en la ciudad la compra de alimentos saludables (ensaladas, fruta, carne, etc.). En Moitaco solo se encontraba arroz, pasta y laterío[14]. La fruta y la verdura eran prácticamente inexistentes, salvo los mangos, cuando era la época.

Por la medicatura apareció un buen día uno de los agricultores, quien me abordó repentinamente con este ofrecimiento: "Doctor, doctor, le traigo un par de filetes de carne fresca, ¿puede venir a recogerlos a la calle?". Inmediatamente, salí a buscar los filetes que el agricultor me ofrecía, pero, al salir, me encontré con el espectáculo de una vaca de raza Brahman[15], degollada, que estaban descuartizando *in situ*. Había, alrededor, varias personas hablando, y un buen número de perros y gatos. La sangre del animal corría por la calle como un río y las moscas llovían por todas partes alentadas por el calor y el olor. Por un momento, aborrecí toda la carne que había comido, pero el agricultor, con sonrisa maliciosa, me invitaba a seleccionar la carne que quisiera:

---

14 Esto es, latas de conserva.
15 Raza bovina derivada del ganado cebú que se llevó originariamente a los Estados Unidos proveniente de la India.

—Doctor, elija la carne que usted quiera, pero no se la coma hoy. Póngala en la nevera y mañana o pasado se la come y verá qué rica está.

No dije nada. No salía de mi asombro. No me salían palabras. Tomé la carne que me ofrecieron y me marché inmediatamente a la medicatura. A continuación, se arremolinaron en torno a mí vecinas y otras personas interesadas en la compra de la carne, producto que escaseaba.

Recuerdo también que a mi esposa le llamaba la atención cuando Dorita, la responsable del desayuno infantil, cuyo dispensario estaba al lado de la medicatura, le tocaba el vello del brazo y le decía que era muy bonito. Al principio no lo comprendía, pero poco a poco se dio cuenta de cómo muchos de los naturales del país sufren por no ser blancos de piel. El mestizo y el mulato se caracterizan, además, por no tener apenas vello corporal. Dorita era mulata.

Respecto a la comida, mientras no tuviéramos el *jeep* tendríamos que apañárnoslas con lo que se conseguía en el pueblo, o sea, arroz, pasta y laterío, pero nada de fruta o verdura. Cuando mataban alguna res tipo cebú o algún pescado de río, podíamos comer proteínas de origen animal, pero no se conseguían con facilidad.

En el pueblo no había ningún huerto que pudiera suministrar verdura o frutas a los comercios, por lo que para comprarla había que ir a la ciudad con alguna de las pasajeras. En el mercado campesino era posible hacerse con harina y pan para hacer las arepas y cosas similares, pero solo esto.

Moitaco es una zona de transición entre selva y desierto. Había escasos árboles con poca densidad y llanuras con vegetación de plantas herbáceas. Allí empezó Ángeles, mi esposa, a distinguir la diferencia entre la sabana y la selva. La tierra era abundante, pero apenas se cultivaba, exceptuando el algodón, la yuca y la sandía en épocas de verano, cuando bajaba el río y aparecían las islas del Orinoco. Poseía, además, una fauna riquísima. Tan solo de especies de aves existían más de trescientas, en su mayoría acuáticas. Pero el protagonista indiscutible era el caimán del Orinoco, muy popular entre los pescadores del río por el valor de su piel en el mercado, a pesar de que su caza y venta estaba totalmente prohibida.

A menudo se organizaban fiestas, bailes con música del país. Todo el mundo bailaba, grandes y pequeños, incluidos los mayores de la familia, y me empezó, así, a interesar más la música y el baile venezolano, sobre todo el joropo, que se bailaba en todos los bares y fiestas del pueblo y los caseríos.

Se plantaron plataneras y mangas en la zona posterior de la medicatura, que se convirtió en el jardín de la casa. Lo único que se había plantado hasta la fecha era un árbol de anón.

Cuando Ángeles dio a luz a nuestra segunda hija, en el Hospital Ruiz y Páez de Ciudad Bolívar, le sorprendió cómo a las mujeres indígenas que estaban pariendo al mismo tiempo que ella no se las oía. Daban a luz o parían en silencio, mientras ella se preguntaba por qué no gritaban. Tras el parto, sentía miedo de que cambiaran a su hija por otra, pues, al nacer, sacaban al pasillo a los bebés juntos, aunque salían con su pulsera y su nombre correspondiente. Todas las mujeres indígenas llevaban al hospital su ventilador y salían con el bebé, solas y con el ventilador. Era muy curioso ese ritual.

Había una persona originaria de la zona, de toda confianza, que había trabado muy buena amistad con nosotros. Tenía alrededor de 40 años. Lo conocí en su casa, nada más llegar, cuando a su cuñado le picó una raya de río. Allí comenzó mi amistad con él, e incluso lo hice chófer de la ambulancia nueva que llegó al pueblo. Colaboraba en todas las acciones sociales que emprendíamos en la medicatura. Era una persona muy atenta y dispuesta.

Se había hecho tradición ir a lavar la ropa al río San Francisco. Yo aprovechaba para tratar de pescar, mientras mi hija Nayra jugaba con las mariposas de todos los colores que había en la zona y al regresar a la medicatura nos invitaba a contemplar la puesta del sol diciéndonos: "Papi, mami, vamos a ver *la puerta del sol*", y nos sentábamos en la puerta de la medicatura debajo de un flamboyán, uno de los árboles más bonitos de Venezuela, para disfrutarla durante largo rato. Observábamos cómo se escondía el sol cerca de la línea del horizonte y parecía como si de golpe desapareciese.

La mayor parte de las viviendas de Moitaco eran ranchos y el resto construcciones modestas de una planta. Había también casas construidas por los propios indígenas, hasta que el gobierno del Estado de Bolívar comenzó a construir viviendas dignas para ellos.

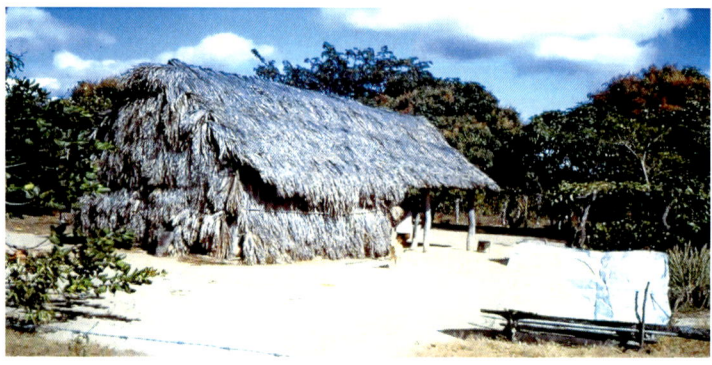

Foto 5. Rancho en comunidad indígena. 1977.

En los alrededores de las viviendas indígenas había una limpieza extrema de matorrales y de basura. Estaba todo como una patena de limpio. En uno de los postes de la casa siempre estaban amarradas una o varias iguanas que los indígenas habían cazado y utilizaban para asegurar una fuente de proteínas en la alimentación. Eran animales similares a los lagartos. Posteriormente, se las comían con arroz y decían que sabían a pollo.

En mi condición de doctor no pude ignorar la problemática social de la parroquia de Moitaco, pues comprendí que iba a ser difícil solucionar cualquier situación sanitaria si no se solventaban también dichos problemas. Pero estaba claro que la problemática de la vivienda y la basura, con los que iba a encontrarme en mi trabajo, requerían soluciones a otro nivel. Las complicaciones médicas que se presentaban a diario como consecuencia de esta situación eran las mortales gastroenteritis y diarreas.

En aquella época no existía ningún templo en la zona. Solo un misionero franciscano acudía a prestar atención religiosa varias veces al mes a casas de personas determinadas.

Por otra parte, tenía contactos periódicos con el servicio de desayuno infantil. Era un dispensario donde se ofrecía a los menores, de dos a seis años, un desayuno gratuito con lácteos, proteínas e hidratos de carbono. Dichos desayunos infantiles funcionaban en muchos de los barrios o pagos existentes en toda Venezuela. También funcionaban en casi todas las escuelas los llamados comedores escolares. Se servían menús variados y era una forma seria de luchar contra la desnutrición que había en todo el país, y sobre todo allí. Además, se entregaban gratuitamente dos latas de pelargón a las madres de lactantes, sobre todo a madres indígenas. Durante los últimos seis meses de 1977 se entregaron un total de seiscientas latas de leche completa para las madres que requerían nutrición suplementaria al dar a luz, sobre todo de productos Nestlé, que se proveían de forma gratuita con el fin de reforzar el consumo de lácteos en mujeres.

El régimen alimentario de la zona era repetitivo, insuficiente, incompleto y mal equilibrado. Insuficiente en cuanto a su contenido de energía; mal equilibrado a causa de una excesiva proporción de amiláceas y deficiencias más o menos acentuadas de proteínas, de sales minerales y vitaminas. La insuficiencia calórica estaba bastante generalizada, no solo en la zona, sino en todo el país.

TRABAJO DE CAMPO

Trabajo de campo

Lo cierto es que, una vez concluido el periodo de aprendizaje en el hospital, una nueva etapa nos esperaba, a mí y a mi familia. Estábamos ya cansados de vivir en un hotel para camioneros y al mismo tiempo ansiosos por empezar a trabajar sobre el terreno. Era hora de trasladarse a la medicatura y aplicar todas aquellas ideas sobre la medicina social que habíamos conocido y experimentado en el pasado y en la que tanto creíamos.

Tomamos, pues, la pasajera y emprendimos el viaje al pueblo. La primera noche fue impactante. Cualquier ruido nos asustaba. A eso de las dos o tres de la mañana escuchamos en las afueras del dormitorio a alguien, como rastreando la zona de alrededor. Pensamos en levantarnos con el palo de limpiar el techo, y cuál fue nuestra sorpresa al encontrar un rebaño de vacas aparentemente abandonado comiendo el pasto en los alrededores del edificio del centro médico. Otra noche, comenzó a oírse en la sala de espera un ruido ensordecedor, como gritos agudos de animales. Se trataba de murciélagos que vivían en los techos que llevaban abandonados largo tiempo y volaban por toda la sala de espera.

Comencé enseguida a reunirme con los vecinos, en especial con las amas de casa, maestros y personas de diferentes colectivos no organizados (pequeños empresarios, dueños de hatos, dueños de establecimientos del sector de hostelería, agricultores y miembros de las fuerzas armadas). Como resultado de esos encuentros tuvo lugar una primera reunión en la que se acordó elaborar un escrito dirigido al gobernador como un primer paso para canalizar nuestras reivindicaciones. Tras esta hubo otra en la que se volvió a acordar hacer otro escrito, dirigido esta vez al nuevo gobernador, en el que se le daban a conocer los problemas y necesidades de la comunidad. Se le pidió, en particular, colaboración para resolver el problema de la basura, que era grave en toda la zona. Se constituyó así, por un lado, la Asociación de Mujeres de Moitaco y posteriormente tuvo lugar una reunión con hombres para preparar y solicitar a la vez a las autoridades locales un cabildo abierto, que tuvo lugar días después en la plaza del casco, y al que asistieron 125 personas. Quedó así constituida la Junta Pro-Mejora de Moitaco, compuesta por un presidente, un vicepresidente, un secretario y dos vocales, ocupando el médico el papel de asesor.

Tenía como objetivo primordial la mejora y bienestar de la población de toda la parroquia de Moitaco. En ese sentido, se tuvieron varias reuniones en los meses siguientes, en las que se discutieron problemas del día a día. Como consecuencia de estas, se remitieron sendos documentos al gobernador y al director de ORDEC[16], planteándoles la situación de la parro-

---

16 Las Organizaciones para el Desarrollo de la Comunidad eran los instrumentos a través de los cuales se encauzaban las acciones del Programa Na-

quia. Igualmente, se solicitó una reunión con la Junta Comunal de Moitaco, para colaborar en la busca de soluciones de algunos problemas detectados, sobre todo el de basura. Sin embargo, no hubo contestación alguna por parte de dichas autoridades.

Entre los trabajos realizados cabría destacar la realización de varios informes sobre la inexistencia de desayunos infantiles, en algunos caseríos, la petición de una escuela para la isla de la Culebra, la situación del comedor escolar, la solución para algunos dispensarios de algunos caseríos y, sobre todo, la que era una reivindicación permanente: el asfaltado de la carretera principal, pues llevaba años requiriéndose y no había manera de que la asfaltaran.

Tanta reunión y tanto informe empezó a molestar a las autoridades de gobernación, lo que motivo que el Gobernador y el Comisionado de Salud se trasladaran a la zona.

Pude, así, tener una conversación con el Comisionado sobre la situación sanitaria de la zona, aunque la cosa no pasó de ahí. Otro día tuvo lugar la visita del Gobernador del Estado, que tenía interés en conocer al nuevo doctor. La verdad es que no se sospechaba a qué venía tanta visita, así de repente. Se suponía que era debido a los informes que se habían enviado sobre los problemas existentes en la zona: la movilidad para sacar las cosechas a los mercados por carretera de tierra, la

---

cional de Desarrollo de la Comunidad, puesto en marcha en 1964 durante el gobierno de Raúl Leoni para impulsar, con marcada orientación populista, las acciones gubernamentales y comunitarias para la dotación de infraestructuras y el fomento de las actividades culturales y deportivas; cf. https://ve.scielo.org/scielo.php?script=sci_arttext&pid=S1315-64112 009000100009.

falta de atención en el cuidado de los servicios públicos, el problema de la basura, la ausencia de ambulancia, el puente del río Aro, etc., aunque el problema principal era la situación de la actual carretera de tierra, que, cuando llovía, se convertía en un lodazal. Era imposible el paso por ella de los camiones que transportaban las cosechas de todo el año y de las personas con las diferentes pasajeras.

La visita sentó muy bien en la población. Hacía muchos años que no iba ningún Gobernador del Estado a visitar la zona. A los pocos días de esa visita, fui llamado al despacho del Comisionado de Salud, un médico sanitarista, el Dr. Mendes, que llevaba en el cargo algunos años con el gobierno socialdemócrata, una persona amable y muy trabajadora, que me recibió muy cordialmente.

—¿Cómo le va, doctor? Quería hablar con usted sobre el trabajo que está realizando en Moitaco. He recibido muy buenos comentarios del Dr. Godoy sobre su trabajo epidemiológico y le felicito por ello. Pero hay otros comentarios que no son del todo positivos. El Gobernador me llamó para decirme que había recibido del prefecto de Moitaco informes negativos sobre usted, sobre todo en relación con las reuniones que tiene con los vecinos hasta altas horas de la madrugada. Le recuerdo, doctor, que la primera vez que nos vimos aquí, y trajo una carta del Dr. González Herrera recomendándolo para esta medicatura, usted tenía claro cuál debía ser su labor, que era fundamentalmente de asistencia médica y social, ¿no era así? Como usted sabe, el Estado que está frente al suyo es el Estado de Anzoátegui. Es una zona donde todavía sobreviven los guerrilleros. Están asentados en una o varias de las islas del río Orinoco donde la Guardia Nacional todavía realiza batidas todas las semanas, porque se están robando las cosechas a los campesinos de la zona; además, como usted debería saber, la participación en actividades políticas para personas extranjeras está prohibida por la Constitución venezolana y no le hemos contratado para eso. Tiene usted contactos con esos grupos de guerrilleros.

—Sí, doctor —le respondí—. Organizo grupos de trabajo, con hombres y mujeres, para mejorar las condiciones de vida de la población y que tienen que ver con la salud, y hemos reivindicado ante las autoridades pertinentes mejoras en los servicios públicos de sanidad y educación. ¿Hay algún problema por esas reuniones?

—Con eso específicamente no hay problemas, aunque también me han comentado que usted atiende como médico a guerrilleros de madrugada, algunos de ellos heridos, y les suministra medicinas y atención médica. ¿Es eso cierto?

—Como usted sabe mejor que yo, los médicos hemos jurado el cumplimiento del Juramento Hipocrático y no puedo hacer distinciones entre los diferentes enfermos o heridos que me visitan. Son todos pacientes que necesitan atención médica.

—Sí, lo entiendo perfectamente, pero quiero que usted entienda lo que le estoy diciendo. Usted no puede atender a guerrilleros pase lo que pase y sea lo que sea. ¿Está claro? No quiero que me vuelva a llamar el Gobernador por este motivo. Buenos días, doctor.

Así comenzaron mis problemas con el Gobernador y el Comisionado de Salud. Sin embargo, esta no fue ni la primera ni la última advertencia que se me hizo por este motivo. Justamente un mes más tarde tomé la determinación de escribir una carta al Comisionado de Salud con copia al Gobernador solicitando pautas para tener en cuenta cuando llegaran gue-rrilleros buscando atención médica, que podía ser de todo tipo (prenatal, embarazadas, adultos, heridos, etc.).

El trabajo, por lo demás, se realizaba apaciblemente. Las personas enfermas no acudían a consulta, sino directamente a pedir medicamentos: medicinas para la diarrea, algún jarabe para la tos, leche en polvo para sus hijos, etc. Ya venían con el diagnóstico realizado por alguna de las auxiliares de enfer-mería, a no ser que fuera una cuestión comprometida, o fuera de lo común. Había también mucha medicina practicada por los "chamanes". Lo cierto es que el médico titular, el oficial, actuaba en general simplemente como el que despacha en un supermercado, le dabas a la población lo que necesitaba, una costumbre derivada del estar sin médico desde hacía más de dos años. El trabajo de consulta, en efecto, lo hacían fundamen-talmente las auxiliares de enfermería y los enfermos acudían directamente a sus casas, y solo cuando eran casos graves o no resolubles los remitían al médico o al hospital, haciendo uso de la pasajera. Además, era una parroquia de gente joven, que, en razón de su edad, necesitaban poco al médico.

Ahora bien, después de llevar varias semanas trabajando, me llegó de madrugada el siguiente caso. Se presenta una se-ñora de origen indígena con el curandero de su tribu, acom-pañada de dos criaturas de ocho días de nacimiento, deshi-dratados y con dificultad para respirar, llenos de aceites y pin-taderas por todo el cuerpo, fruto de las visitas al curandero. Era una situación comprometida. No había luz, solo velas, y además estaba cayendo una tormenta tropical de las que nunca se habían visto en la zona. Intenté cogerles una vía san-guínea en brazos y cabeza e hidratarlos un poco antes de en-viarlos al hospital, pero resultó imposible. Esta fue la primera vez que vi de cerca el rostro de la muerte. La cara de la madre era angustiosa, aunque parecía tranquila. Se daba cuenta de que el médico no podía hacer nada por ellos, mientras el curandero se mantenía en un imperturbable silencio.

Se me ocurrió, entonces, la idea de ir en busca del prefecto del pueblo, que tenía un todoterreno Toyota, para que los llevara al hospital, que estaba a 250 kilómetros, atravesando el río Aro, si es que a esa hora de la madrugada se pudiera pasar. Tenía que intentarlo. Removí todo el pueblo y al final lo encontré en la casa del telegrafista, borrachos los dos, tirados en el suelo. Inmediatamente, les preparé una cafetera y les hablé de la posibilidad de ir al hospital a llevar a dos enfermos graves, niños recién nacidos, en el todoterreno que tenía. El prefecto era un hombre de mediana edad, grueso, sin apenas estudios, y estaba, como ya he dicho, completamente borracho. Le insistí en que había que llevar a dos *carajitos*[17] al hospital. Para ni sorpresa, me respondió que, como eran hijos de indígenas de un caserío vecino, "si se mueren no importa, ellos hacen otros dos, pero no me haga ir al hospital a esta hora". Le advertí, entonces, que se lo comentaría al gobernador al día siguiente, con lo cual se vio en la obligación de ir, después de tomarse, eso sí, una cafetera llena de café.

Al día siguiente apareció el prefecto de vuelta, y me comenta:

—Ya se lo dije, doctor... Los dos niños murieron. Uno antes de llegar al río Aro y el otro a la entrada del Hospital. No valía la pena, doctor.

---

17 Forma afectuosa y coloquial de referirse a los críos pequeños en Honduras, la República Dominicana y Venezuela.

La madre se había quedado en la ciudad a enterrar a sus hijos y el prefecto había regresado con la auxiliar de enfermería que acompañó a los niños fallecidos. Yo había querido, al menos, que aquellos niños tuvieran la oportunidad de ir a un hospital, aunque fuera en aquellas condiciones y a aquella hora.

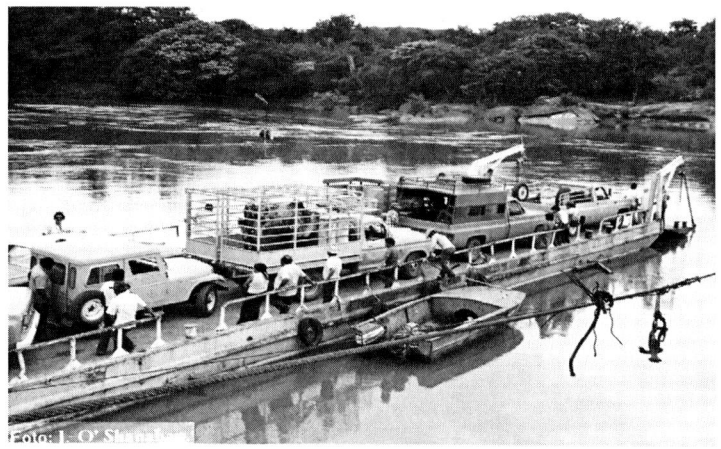

Foto 6. Chalana del río Aro. Moitaco. 1977.

Otro de los sucesos que me entristeció el ánimo fue el fallecimiento de un joven de doce o trece años de origen indígena. Llegó a la medicatura con la familia de madrugada y presentaba cuadro con desfallecimiento, deshidratación y fiebre. Se le inyectó suero de inmediato y pensé en trasladarlo al hospital si encontraba un vehículo, ya que en aquel momento no había ambulancia ni tenía yo vehículo propio. Tampoco reaccionó con el suero. Repasé todos los posibles cuadros clínicos similares, con aquellos síntomas, pero no encajaba en ninguno. El enfermo entró en coma y falleció poco después. Era una zona sin malaria, que fue en lo primero en que pensé, pero sin laboratorio estaba ciego. La madre lloró y gritó, sin saber yo cómo consolarla. Llamaron a un camión de su comunidad indígena para que vinieran a buscarlo. Era la segunda vez que me enfrentaba a aquella dura e irresoluble circunstancia: la muerte.

Me preguntaba si así iba a ser el trabajo en la zona, pues de ser así mucho iba a tener que trabajar para intentar cambiar algunas cosas.

Días después, tuve otra llamada de la familia del agricultor de confianza y chófer de la ambulancia. Tenía, como ya dije, alrededor de cuarenta años, era originario de Moitaco y, aunque no tenía un empleo estable, trabajaba en cualquier cosa que le saliera. Su familia había llamado porque a su hermano le había picado una raya de río en el tobillo mientras pescaba. Era muy frecuente encontrar rayas en las orillas de los ríos, fueran estos pequeños o grandes, y generalmente picaban a los pescadores en los tobillos. Causaban un dolor extremo donde se producía la picadura y había que remitir inmediatamente a quien la sufriera al hospital, pues, si no se le atendía rápidamente, producía gangrena. El espectáculo que presencié era sobrecogedor. De entrada, me encuentro al afectado en el suelo, revolcándose por toda la habitación, con gran dolor, y a toda la familia sentada a su alrededor, observándolo. Daba grandes gritos de dolor y se agarraba la pierna. Yo no había visto jamás un dolor más allá del que se produce en un cólico nefrítico y se me ocurrió inyectarle en el canal medular un anestésico que lo calmara, pero, claro, no lo tenía. A los pocos minutos, se me acerca una auxiliar de enfermería, la más veterana que había, que hacía también las veces de dentista, y me comenta que tenía anestésico para la boca y que le podría ayudar. Preparamos, en efecto, una dosis de anestesia bucal, y se la inyecté en el canal medular con una aguja para uso intramuscular, que era lo único punzante que tenía a mano, pero no se inmutó, y continuó con el dolor. A los cinco minutos, se presentó un familiar del afectado y le preguntó si aceptaba que su madre fuera a lavarse sus genitales "para que él pudiera verterlos en la picadura". La verdad es que, de entrada, no comprendía lo que quería decir, hasta que su madre se fue a otra habitación y apareció con una palangana con un líquido amarillento, justo en el momento en que se disponía a marcharse a sus labores diarias. Posteriormente me enteré de que se había utilizado la orina de su madre como solución milagrosa, aunque no pude saber el resultado final de la prueba. Más tarde me enteré de que en las orillas del río Paraná, en Argentina, los pescadores también utilizan este método con las picaduras de esta naturaleza.

Aquellos primeros días como médico estaban siendo muy complicados, más de lo que me había imaginado, puesto que se me presentaban problemas sanitarios que no sabía cómo afrontar y tampoco disponía de los recursos necesarios para hacerlo.

Una noche mi familia y yo nos fuimos a dormir a las habitaciones de la parte de atrás, una mudanza debida a la continua invasión nocturna de burros y vacas en los terrenos del centro. Entraban a comer hierbajos y se sentía como si hubiera personas alrededor del centro. Nos despertaban y no nos podíamos dormir de nuevo, de modo que recogimos el colchón grande y lo trasladamos al dormitorio trasero. Después de quedarme dormido, sentí en la ventana de la habitación un ruido al que al principio no le di importancia, pensando que era el viento. Al cabo de unos minutos volví a sentir lo mismo, pero esta vez vi el rabo de un animal que recorría todo el alféizar de la ventana. Me desperté de golpe y desperté a mi mujer, llamándola varias veces y alertándola de la presencia de un animal, como una rata grande, en la ventana. Justo cuando acababa de decirle esto, se oyó más fuerte el ruido en la ventana. Se me ocurrió tomar el palo largo que utilizaba la limpiadora del centro, para tratar con él de ahuyentarla. Una vez lo tuve en la mano, golpeé con fuerza el alféizar, pensando que iba a asustar al animal. Pero ocurrió lo contrario, porque la rata retrocedió y se puso a caminar por todo el palo en dirección hacia mí, y quedé conmocionado ante la visión de aquellos dientes afilados que se me acercaban. Esos segundos fueron suficientes para soltar el palo y dar un grito pidiendo auxilio. Inmediatamente, mi mujer se levantó y agarró la manta y el colchón, y corrimos pasillo adelante hacia otra habitación, para tratar de dormir algunas horas. Al día siguiente, nada más levantarnos, fuimos a la habitación a matar a la supuesta rata, pero no encontramos nada, ni rastro de la alimaña. Recordé que tenía veneno para matar el excedente de animales del casco (perros, cerdos, etc.) y acordé con mi mujer colocar comida con veneno en el alféizar. Una vez preparada la trampa, no nos quedaba otra que esperar acontecimientos. Al cabo de unos días, al levantarnos, la limpiadora del centro vio tambaleándose por encima de la reja de entrada de la calle a una especie de rata llamada rabipelado, me llamó y me dijo que era el rabipelado que estaba matando a las gallinas en el casco. Lo cierto era que estaba ya medio muerto. Sospeché que había sido por el veneno que se había tragado con la comida trampa que le habíamos puesto en la ventana.

Otra noche, estando mi mujer y yo acostados en la habitación que estaba pegada a la puerta de entrada, nos dimos cuenta de que había entrado un pequeño murciélago y revoloteaba por toda la habitación. Pronto empezó a emitir unos sonidos como si estuviera asustado, como si intentara pedir ayuda. Parecía que llamaba a alguien. Me levanté con una sábana por encima y cogí un palo de limpieza para echarlo de la habitación a través de la puerta abierta. En eso estaba, cuando vi que entraba por la puerta un murciélago mucho mayor emitiendo alaridos, que se dirigió hacia mí con la intención de atacarme, hasta quedarse, amenazante, a un metro de distancia de mi cara. En ese momento, me quedé paralizado ante la visión de los dientes afilados del animal, y me desmayé. Luego sabría que el murciélago tan solo era una madre en busca de su cría. Todas las noches eran así. Siempre nos surgía alguna sorpresa.

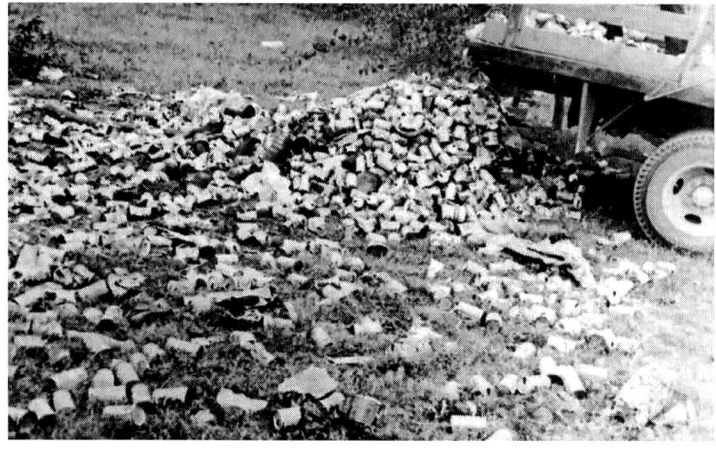

Foto 7. Campaña de recogida de basura en el casco de Moitaco. 1977.

Se programó, en otra ocasión, una campaña de recogida de basuras. Había demasiados envases vacíos de cervezas arrojados a la calle y la población no era consciente de ello. La campaña, aunque duró un solo día, fue muy productiva, pues la recogida de basura trajo consigo el control de roedores, gatos, perros e insectos, entre ellos moscas (88%), chiripas o cucarachas

(*Blattella germanica*), (22,7%), zancudos (un tipo de mosquito) (42,7%) y mosquitos comunes (30,6%). En lo que se refiere a los roedores, había ratas (20,4%) y ratones (3,4%). De los demás animales, perros (44,3%), gatos (26,1), cochinos (34%) y gallinas (32,9%).

Continué mis visitas por todos los caseríos, aunque me centré casi exclusivamente en los de Camurica y San Antonio, los dos caseríos con un mayor número de indígenas, cerca del casco, con una población carente de casi todo, que vivía exclusivamente de la agricultura. Aunque el Gobierno les había dado viviendas rurales nuevas, inicialmente nadie les había indicado cómo utilizarlas, y no entendían cómo eran tan grandes y para qué servían tantas habitaciones sin agua ni luz.

Un día en la mañana cuando salía del centro sanitario de Moitaco vi llegar un tractor cargado con casi veinte personas, de origen indígena, que venían a ver al médico, procedentes de Camurica. Se bajaron lentamente, muy callados. Estaban todos muy pálidos. Entre ellos venían mi comadre y compadre, junto con su hija, mi ahijada, de ocho meses. Al verlos, me extrañó bastante, pero nada más bajarse del tractor empezaron a comentarme que tenían un cuadro de vómitos y diarreas, con lo que pensé inmediatamente en la existencia de un brote diarreico, de origen alimentario. Se les aplicó de inmediato un suministro de suero y antidiarreicos. Algunos se quedaron en la medicatura, y, como me anunciaron la existencia de un mayor número de casos en el caserío, me trasladé de inmediato al lugar. Nada más entrar en la recta que accedía al caserío pude ver a personas tiradas en el suelo, en la puerta de sus casas nuevas. Al continuar la marcha encontré, en cambio, a algunas otras, que seguían su vida con normalidad, como si no estuviera ocurriendo nada especial en su entorno.

Continué hasta el dispensario existente, donde ya se amontonaban varias personas con el mismo cuadro. La auxiliar de enfermería del poblado también se encontraba entre ellas e impartía a viva voz una serie de recomendaciones al respecto. Al acercarme al dispensario, me comentó que este brote diarreico había sido como consecuencia de la ingesta de un queso elaborado por el indígena Peña, que vivía en las montañas y era familia de los Aray, una familia muy conocida en el caserío, y que solo les había afectado a ellos y no al resto de la población, ya que el queso había sido distribuido y consumido en la propia familia. Esta información fue clave en el desarrollo y solución del brote diarreico.

Se acumuló una gran cantidad de población, afectada o no, en el dispensario. Avisé de inmediato al sargento de la Guardia Nacional, que se mostró muy preocupado por este tipo de eventos, y desplegó un grupo de guardias por la montaña, a la búsqueda de la persona que había hecho el queso. Se había sumado también al grupo el responsable-jefe indígena de la comunidad, preocupado igualmente por ese brote. Llegó también la ambulancia de la medicatura, dada la gravedad que revestía la salud de algunos de los enfermos, a los más afectados de los cuales se remitió al Hospital Ruiz y Páez, en Ciudad Bolívar. A las personas jóvenes afectadas sin gravedad se decidió dejarlas ingresadas en el dispensario toda la noche, al cuidado de otras indígenas, también jóvenes, que controlaban los sueros fisiológicos que había que administrarles.

Se realizó para ello un taller sanitario, rápido, con todas aquellas voluntarias que se prestaban a esa función. Naturalmente, esa noche decidí quedarme en el caserío, en la casa de mi comadre, que me consiguió una cama supletoria. Afortunadamente, fue una noche tranquila. Al llegar la mañana, me levanté temprano y me trasladé al dispensario para evaluar lo que había sucedido durante la noche y comprobé que todos los sueros habían sido administrados con normalidad. Como casi todas las voluntarias se habían quedado dormidas en el transcurso de la noche, por falta de acontecimientos que hicieran necesaria su intervención, se las despertó y envió a casa, agradeciéndoles la labor. Al resto de las personas ingresadas se les dio el alta. En conjunto quedé muy satisfecho con la experiencia, ya que era la primera vez que tenía un acercamiento tan estrecho con una comunidad indígena en temas sanitarios. Como consecuencia de todo esto se dotó a la medicatura de Moitaco de una ambulancia nueva, con el fin de poder dar una respuesta adecuada en caso de que se produjera un nuevo suceso epidémico.

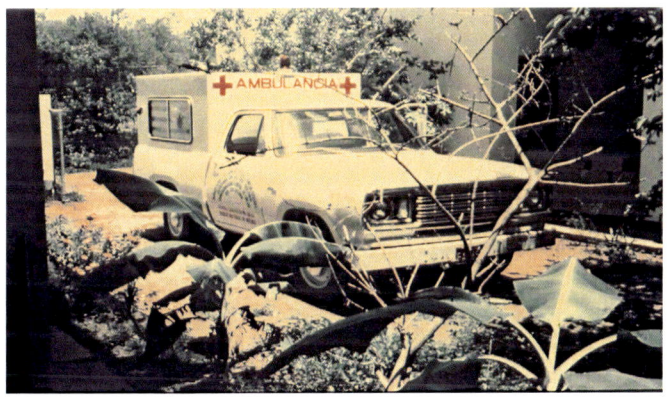

Foto 8. Ambulancia de la medicatura

El caso es que, a través del contacto con este centro periférico, tuve ocasión de acercarme mejor a este lugar. La gente era muy sencilla y humilde, aunque estaban un poco cansados del trato que las instituciones les daban.

Días después de haberse resuelto exitosamente el brote epidémico, que había afectado a 130 personas, continué con mis visitas rutinarias. Tenía la costumbre de ir a ver a mi comadre y a mi ahijada, y les solía dar algún dinero para gastos. Al entrar, encontraba siempre a mi comadre en el chinchorro[18] , con mi ahijada en su regazo.

Por otra parte, tenía que comenzar la campaña de vacunación en todos los caseríos, para los niños y niñas entre tres meses y dos años. La campaña de vacunación era el trabajo que más me gustaba. Había muchos niños sin vacunar, y poca cobertura. Iba a ser un trabajo duro y pesado. La campaña era, en concreto, contra la difteria, el tétanos, la tosferina (DTP), el sarampión y la polio, y se extendió entre los meses de julio a noviembre de 1977. Se vacunaron un total de 907 niños y niñas.

Había muchos factores que influían en el desarrollo de la vacunación, como las malas vías de comunicación, la dispersión de los caseríos (280 en total) y la coincidencia con la época de lluvias, que dificultaba el acceso a muchos de ellos. Pero tenía una gran ventaja, que me permitía penetrar en el interior del tejido social, desconocido hasta entonces para mi trabajo como doctor, palpando directamente cómo vivía aquella gente.

Me encontré con una población en situación de miseria, con una gran movilidad dentro de un mismo territorio en busca de un lugar que les garantizara una fuente de ingresos. Se hacía difícil así encontrar grupos de poblaciones con residencia estable, sobre todo entre los indígenas.

Recuerdo a una señora sin vacunación antitetánica que quedó embarazada en dos ocasiones y se le murió el niño re-

---

18 Una hamaca ligera, hecha de cordeles o fibra.

cién nacido en ambas. La vacunación en aquel pago o muni-
cipio de 4.329 habitantes, distribuidos en 288 caseríos se hacía
complicada, aunque llegué a conocer todos los pagos, incluidos los de las islas del Orinoco.

Siempre me ayudaba una de las jóvenes que se estaba en-
trenando como auxiliar de enfermera y la campaña significaba
ir a la mayor parte de los caseríos existentes, algunos de los cuales habían desaparecido, reapareciendo de nuevo en otro lugar.
La Guardia Nacional contaba con un registro actualizado de
las viviendas existentes en todo Moitaco, debido a las campañas contra la malaria, que se realizaban con mucha frecuen-
cia, e incluían el rociamiento intradomiciliario de DDT.

La morbilidad comunitaria de toda la zona se dividía entre
los catarros (17,4%), las gastroenteritis (16,25), toda clase de
reumatismos (3,8%), diarreas sin especificar (3,5) y bronquitis
(1,76%), con más de 16 causas diferentes. Tenía muy pocas
urgencias y alguna hospitalización para hidratar por cuadro
de gastroenteritis. Este fue el resumen de casi un año de morbilidad en el centro.

Una noche llegó sobre las dos y treinta de la madrugada
un indígena con una mordida de una baba, la cría del caimán
del Orinoco. La mordida era profunda y grande en toda la
zona posterior del antebrazo derecho, con mucha sangre. El
indígena estaba demacrado, pálido, a punto de caerse. Lo
acosté en una camilla y como pude le limpié la herida, curán-
dolo con unas gasas y aplicando suero encima de la herida.
No tenía puntos de sutura estériles, de modo que hubo que
coserle la herida con hilo de carrete de coser, de arriba abajo.
El indígena aguantó en silencio sin queja alguna. Eran las seis
de la mañana cuando acabé la cura y el paciente dejó de san-
grar y recuperó el semblante habitual hasta su salida del cen-

tro sanitario. A las dos semanas apareció con algunos pescados recién capturados para la nuestra familia, como muestra de agradecimiento. Podemos decir que fue la urgencia más grave que tuve en toda la etapa de Moitaco.

Se inició también una campaña de planificación familiar. Como era la primera, hubo una cierta buena acogida. Antes de comenzar la campaña se realizó una serie de charlas en el centro, para dar a conocer los diferentes métodos existentes. La práctica más llamativa era el implante del dispositivo intrauterino y se aprovechó para realizar citologías de cérvix. Se tuvieron varias reuniones con las matronas, para adiestrarlas en la práctica de las curas umbilicales.

No hubo una asistencia masiva, pues solo acudieron cinco mujeres en dos meses.

Otro programa que se puso en marcha fue el de control de embarazos. En seis meses se realizaron 38 controles y se aprovechó para actualizar la vacuna con toxoide tetánico y hacer un examen de orina con tiras reactivas.

Había también un día para poner en marcha el Programa de lactantes. Durante seis meses se controlaron a 53 niños menores de dos años actualizando el calendario de vacunas. Un problema que se observó en esas edades fue cierto grado de desnutrición, de modo que se les suministraba leche gratuitamente, como complemento. Durante ese periodo se entregaron 599 latas de leche. La lactancia materna no era tampoco muy frecuente en aquel medio y hubo que fomentarla.

El Programa de salud preescolar, además de los exámenes clínicos (vacunación, examen y educación sanitaria), se caracterizó por la puesta en marcha del desayuno infantil. En el pueblo se había construido una pequeña planta donde se suministraba el desayuno, que consistía en leche mezclada con harina de diferentes cereales. Acudían niños a partir de los dos años hasta los siete. Dicho desayuno era de carácter voluntario y acudía la mayoría de los niños de esa edad.

El Programa de salud escolar era otro de los programas importantes. No había, por supuesto, comedor escolar ni reuniones de padres. En total se examinaron 34 escolares, sobre todo niños de primer y sexto grado. Se tomó el peso y talla de todos los escolares y se hicieron campañas masivas de tratamiento antiparasitario. Además, se hicieron inmunizaciones masivas con toxoide tetánico, en niños de tres a siete años y en niñas por encima de los diez.

Se organizaron además charlas en los colegios sobre educación sanitaria y también campañas de higiene dental, para calcular el índice CPO (Cariado, Perdido, Obturado) de los dientes y muelas, observándose resultados muy elevados.

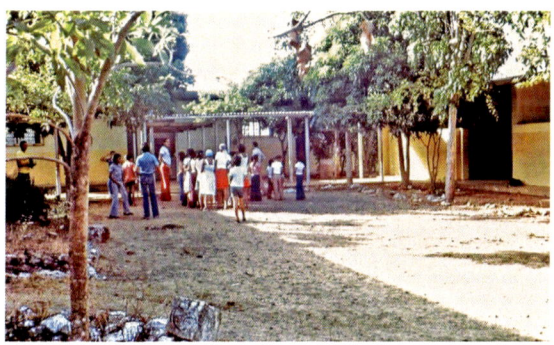

Foto 9. Interior de una escuela. Moitaco. 1977

Se puso en marcha el comedor escolar, en el que se controlaban periódicamente los menús en las comidas, y se mantuvieron reuniones con maestros con el objetivo de realizar una programación de actividades conjuntas, como la ya mencionada recogida de basuras y latas de cervezas, así como charlas sanitarias de interés escolar.

En lo que se refiere al saneamiento ambiental, como principal logro cabe destacar la puesta en marcha de la planta de tratamiento de aguas blancas o de abasto, con cloración y fluoración, perteneciente a Acueductos Rurales. Era una medida clave, por el elevado número de casos de gastroenteritis existentes.

En cuanto a las reuniones con la comunidad, se recalcó la importancia de la recolección de las basuras y excretas y se realizó una encuesta domiciliaria para conocer el número de viviendas con agua de abasto y letrinas. Los resultados en el casco de Moitaco fueron los siguientes:

Utilización de letrinas y el monte

Viviendas	Letrinas	Monte
(88)	(76,13 %)	(23,86 %)

Fuente: Encuesta propia de Moitaco. (1977).

En relación con la procedencia del agua de abasto se observó que el 82,9% procedía de las cañerías de agua, y el resto del río.

Viviendas	Cañerías	Del río
(88)	(82,9 %)	(17,04 %)

Fuente: Encuesta propia de Moitaco. (1977).

En colaboración con el prefecto se elaboró un decreto municipal en virtud del cual se obligaba a la comunidad a encerrar a los cochinos en las cochineras.

Entró también en funcionamiento un mercadillo agrícola, con el objetivo de vender harina, pan y otros productos de primera necesidad a precios asequibles para la población.

Un día apareció por la medicatura una madre que yo ya conocía, llamada Antonia, con su hija Carmen, una niña de once años, bastante desarrollada para su edad. Al entrar a la medicatura le dijo a la enfermera que quería ver al doctor y esta le hizo pasar.

—Buenos días, doctor.

—Buenos días, doña Antonia y compañía. ¿Qué le trae por aquí tan temprano? ¿Algo grave, Antonia?

—Mire, doctor, quería hablar con usted sobre mi hija.

—Adelante, Antonia. Hable tranquila, tómese su tiempo.

—Bueno, doctor, el problema es mi hija, que tiene once años, y no la puedo educar. Quisiera que usted la tuviera en su casa, que hiciera trabajos para su familia, cuidara de sus hijos, hiciera de comer... y lo que usted quisiera. Quiero que mi hija estudie, que se haga una mujer, cosa que por aquí es muy difícil.

—Pero Antonia, ¿sabe usted lo que me está pidiendo? ¡Me está pidiendo que me quede con su hija…!

—Sí, ya lo sé, doctor, pero no puedo educarla. Yo ya estoy mayor y ella necesita salir de aquí. En el caserío donde estoy no tiene futuro, yo no puedo atenderla. No tengo dinero ni casa. Vivo donde puedo, almuerzo con lo que me dan los vecinos. No puedo darle educación, no puedo darle vestidos, no puedo darle nada de lo que necesita. Estuvo en una casa, en

Maracaibo, en casa de un militar, e intentó forzarla, por eso está aquí ahora conmigo, aunque yo sé que no puedo criarla.

—Antonia, déjeme pensarlo unos días. Lo que me está pidiendo nunca me lo han solicitado. Tengo una hija con mi señora, y otra criatura que viene de camino, a las que tengo que educar. Venga por aquí la semana que viene y le digo.

Pasaron días cavilando sobre esa nueva responsabilidad, pensando si aceptaba o no. Hablé con Ángeles sobre la cuestión y aunque a ella al principio no le gustaba la idea, conforme pasaban los días empezó a ceder y a ver el lado positivo. Además, Ángeles se iba a ir a Ciudad Bolívar para dar a luz. Habíamos alquilado una casa allí y aprovecharíamos los fines de semana en la ciudad. Así, Ángeles estaría más cómoda, más relajada con todos los servicios a mano.

Cuando volvió a verme Antonia, estaba un poco ansiosa.

Doctor, ¿se puede pasar?

Pase, Antonia, siéntese. Bueno, lo he estado hablando con Ángeles, mi señora, y vamos a aceptar a Carmen. Nos vamos a comprometer a darle educación, alimentación y ropa. Pero creo que usted, como su madre que es, la debería visitar cada cierto tiempo, y en cualquier momento que usted lo considere oportuno se la puede llevar para su casa. ¿Está usted de acuerdo?

Por supuesto, doctor, estoy muy de acuerdo.

A partir de aquel entonces incorporamos en nuestra familia a una hija nueva adoptada de once o doce años. Carmen era muy tímida, apenas hablaba. Al principio de la estancia, estaba todo el día comiendo y viendo la tele. Un día, al poco tiempo de llegar, pusimos un caldero en la mesa con pasta para comer todos. Cuando nos dimos cuenta, estaba ella sola en la mesa con el caldero delante, comiéndose la pasta en silencio. Tuvimos que hacer otro caldero de pasta para poder comer el resto de la familia. Cada vez que podía, limpiaba la nevera de comida. No podíamos dejarla sola. Siempre tenía hambre, sobre todo durante los tres primeros meses.

Era una chica que apenas sabía leer y escribir, y le costó algún tiempo adaptarse al ambiente de la casa. Se encargaba de entretener a las niñas y de la limpieza de los patios, y por la tarde la mandábamos al colegio. Era, como ya dije, muy callada. En el tiempo que estuvimos allí, la madre no fue a verla nunca, cuestión que nos extrañó mucho.

GUERRILLEROS

Guerrilleros

Desde hacía tiempo existían escaramuzas guerrilleras en algunas zonas del Estado de Anzoátegui, a orillas del río Orinoco, con algunos tiroteos esporádicos, casi todos nocturnos.

Los guerrilleros habían construido un campamento en medio de los matorrales de las islas, con un huerto de verduras y frutas pequeñas, además de los mangos típicos de la zona. A su vez, algunos se encargaban de pescar todo lo que pudieran durante las tardes, de modo que la alimentación estaba garantizada. Construyeron un campamento en medio de los matorrales de las islas, con un huerto de verduras y frutas pequeñas; además de los mangos típicos de la zona. A su vez tenían guerrilleros encargados de pescar todo lo que pudieran durante las tardes. De modo que la alimentación de momento estaba garantizada.

Tenían contactos periódicos con la población de las islas vecinas y con el caserío de Moitaco. Ayudaban a los campesinos a sembrar y cultivaban semillas, como el algodón. Los cereales los exportaban a través del río a la capital del Estado, a Ciudad Bolívar. Era un trabajo arriesgado, porque había que atravesar algunas alcabalas[19], declarar adónde iban y lo que llevaban, y pagar los impuestos correspondientes. Era arriesgado, pero los guerrilleros se atrevían a ello, con el fin de ayudar económicamente a los campesinos de todas las islas del río Orinoco. A cambio recibían comida y cama, además de comprar su silencio.

Unas cuantas noches atrás había venido a Moitaco un grupo de guerrilleros con un herido de bala. Tuve que hacer una difícil y complicada operación con los recursos que tenía, con el fin de extraerle la bala del brazo derecho, producida en una escaramuza la noche anterior con la Guardia Nacional. El prefecto se enteró y se lo comunicó al gobernador de forma inmediata, con lo que empezaron a sospechar que el médico colaboraba con los guerrilleros.

El grupo guerrillero que conocí estaba compuesto por mujeres y hombres, jóvenes, llenos de ideales, todos venezolanos. A partir de aquel momento se estableció una relación mucho más estrecha con todos ellos, especialmente con una muchacha llamada Anabel, que estaba encargada de la enfermería.

En general, iban al pueblo por la noche, cuando tenían un enfermo o heridos, e incluso en una ocasión tuve que atender el parto de una guerrillera, precisamente Anabel. Cada vez era más frecuente la demanda de mis servicios y me iba dando cuenta de que la situación se estaba complicando. Aunque no me gustaban aquellas nuevas circunstancias que se estaban

---

19 Las alcabalas son una de las herramientas (agencias tributarias) más utilizadas en Venezuela por los cuerpos policiales para luchar contra el crimen.

generando con el grupo guerrillero, me veía en la obligación de atenderlos, de acuerdo con el juramento hipocrático.

Todavía existían guerrilleros, por tanto, en determinadas zonas del país. Los había, por ejemplo, en el Estado de Bolívar y en Anzoátegui, entre otros. Tras la política de pacificación y legalización del Partido Comunista Venezolano (PCV) en el año 1969, que fue llevada a cabo durante la presidencia de Rafael Caldera, quedó inoperante buena parte de los frentes guerrilleros. No obstante, las células de las Fuerzas Armadas de Liberación Nacional (FALN), que seguían al Partido de la Revolución Venezolana, se mantuvieron vigentes hasta finales de los setenta.

La situación de la guerrilla, en todo caso, se estaba apagando, y con la llegada al poder, en 1974, del Gobierno de Carlos Andrés Pérez, de tendencia socialdemócrata, puede decirse que estaba dando los últimos coletazos en las orillas del Orinoco.

Mi relación con la guerrilla, por lo demás, tuvo una larga trayectoria. Empezó con un herido en el brazo, continuó con la entrega de fármacos antidiarreicos y acabó convirtiéndose en una colaboración más estable.

Un día me comentaron la necesidad que tenían de encontrar a una cocinera que les hiciera el almuerzo. Hacía tiempo que buscaban una, pero era difícil encontrar a alguien que quisiera aceptar esas condiciones, pues tendría que vivir escondida trabajando para la guerrilla y aceptando que no siempre hubiese dinero con que pagar sus servicios.

Al mes aparecieron los guerrilleros de nuevo. Como siempre, por la noche, con varios heridos. Habían tenido problemas con la Guardia Nacional de la zona. Según contaron, los estaban siguiendo y sufrieron una emboscada en el río. Esta vez habían tenido suerte, ya que no hubo muertos. Por mi parte, los atendí como siempre. Anabel, la guerrillera, se fue con los heridos. Estaba ya recuperada del parto.

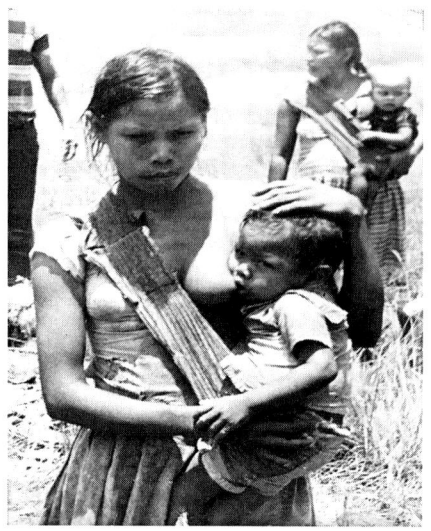

Foto 10. Indígena de una isla del río Orinoco. Moitaco. 1977.
Fuente: Raúl Fernando Quiroga

Parecía que había un pacto entre los residentes de la isla o los nativos y los guerrilleros. Pasados unos días, una noche estaban durmiendo estos cuando se oyó una balacera, cerca de donde dormían. Se despertaron todos bruscamente, por los tiros, viéndose rodeados por la Guardia Nacional, en un asalto al caserío donde se encontraban. Llegaron los guardias hasta donde estaba Anabel, en el chinchorro, con su hija, y comenzaron a darle gritos y a decirle que se levantara del chinchorro y se tumbara en el suelo, boca abajo. Así lo hizo, a la vez que se detenía la balacera en medio de una gran confusión. Parte de la Guardia Nacional persiguió a los guerrilleros por toda la isla, hasta capturarlos a todos. Una vez terminada la operación, que se saldó con tres guerrilleros muertos y cinco heridos, los embarcaron en la lancha de la Guardia Nacional y se los llevaron a la Comandancia.

Llegaron por fin al pequeño muelle de Moitaco. Llevaban amarrados a los heridos y tapados a los fallecidos. Habían avisado por radio que iban de regreso. La poca gente del pueblo que se encontraba allí se había arremolinado junto al embarcadero para ver lo sucedido. Se llamó al doctor de inmediato. Yo estaba durmiendo cuando irrumpieron en el jardín de la medicatura dos guardias llamándome. Me pidieron que fuera al muelle, porque la Guardia Nacional había hecho una redada de guerrilleros en las islas del Orinoco y habían herido a algunos. Les respondí que estaría listo enseguida, aunque no era aquella una situación normal, ni frecuente que se produjeran esas llamadas. Me puse la pequeña bata blanca que tenía para estos casos y cogí el maletín de propio, como llamábamos al maletín de urgencias, aunque pensé al tiempo que poca cosa iba a poder hacer con él.

El todoterreno volaba cuesta abajo por la carretera mojada hacia la orilla del río. Cuando llegamos, ya se adivinaba la lancha rápida de la Guardia Nacional, muy cerca. No se distinguía muy bien, lo único que se veía era la lancha llena de gente. Por un momento, escuché al sargento diciéndome:

—Esté preparado, que llevamos gente herida.

A pesar de la hora, se acumulaba gente y más gente. Los gritos habían despertado a todos los residentes de las casas de la orilla del río. El sargento bajó primero del barco, se dirigió a donde yo estaba y me dijo de nuevo que traían heridos y fallecidos:

—Los agarramos a todos durmiendo. Aunque no había luz, se veía muy bien. Algunos escaparon, pero pronto acabaremos con ellos. ¿Qué hacemos con los heridos, doctor?

Le comenté que había que trasladarlos inmediatamente a la medicatura y el sargento dio la orden de llevar allí a los heridos en dos jeeps. Por mi parte, mandé despertar a las enfermeras para que fueran a la medicatura y me echaran una mano, porque no sabía con lo que me podría encontrar. Eran cinco, como ya dije, los heridos.

Aunque era de madrugada, en la medicatura todavía no se veía bien, de modo que hubo que encender el motor de la luz. Los heridos fueron entrando con la ayuda de los guardias. Iban esposados, alguno de ellos, en camilla. Nada más verlos, me di cuenta de que estaban graves. Uno tenía una herida de bala en la cabeza; otro, una perforación de pulmón, también por herida de bala; el otro, una fractura conminuta en la pierna y los dos restantes tenían conmoción, por lo que había que trasladarlos urgentemente a todos al hospital.

—Sargento, hay que trasladarlos al hospital enseguida. Están graves y necesitan ser operados de urgencia. Creo que el traslado más rápido y seguro sería en helicóptero.

—Doctor, ¿qué se les puede hacer aquí? —respondió el sargento.

—Aquí solo se les puede poner suero y enviarlos al hospital en un helicóptero, y si no se puede, en dos ambulancias con suero. Habría que avisar al río Aro para que estén pendientes de la llegada de las ambulancias. Ya sé que van a ir muy apretados, sargento, pero no queda otra. Los detenidos me los deja por aquí custodiados para hacerles una revisión. Avisaré a Joselito, el conductor de la ambulancia, para que venga inmediatamente, ¿le parece? Si pudieran conseguir otra ambulancia, mejor.

El sargento estuvo de acuerdo.

Una vez que se puso en marcha el operativo, poco a poco se fueron yendo los guardias y la gente que estaba observando. Yo, por mi parte, me encaminé a la medicatura, pero antes pasé por la comandancia para echarle un vistazo a los presos. Afortunadamente, no estaban heridos.

El sargento estaba ordenando a los guardias cómo tenían que ir los presos en la ambulancia e identificando los que se quedaban en el pueblo detenidos en la comandancia. Eran las cuatro y cuarto de la mañana cuando salió la ambulancia para el hospital. Llegaron sin problemas y los llevaron a Urgencias de inmediato. Afortunadamente, llegaron todos vivos, pese a la gravedad. Los que estaban más graves fueron intervenidos esa noche. Al día siguiente, al mediodía, regresó el sargento; los heridos quedaron bajo custodia en el hospital. Por mi parte, fui a visitar al sargento a la comandancia y le informé del estado de los heridos, inquiriendo, además, sobre su situación legal. Todos ellos, me indicó, pasarían a manos de la justicia.

La Guardia Nacional desmanteló el campamento que había en la Isla del Infierno advirtiendo a los pocos residentes que quedaron que si le volvían a dar cobijo a otros grupos de guerrilleros les afectaría a ellos siendo expulsados de la isla y les expropiarían y quitarían las fincas que tenían arrendadas.

La Guardia Nacional desmanteló el campamento que había en la Isla del Infierno, advirtiendo a los pocos residentes que quedaron que si volvían a dar cobijo a otros grupos de guerrilleros serían expulsados de la isla y se les expropiarían y quitarían las fincas que tenían arrendadas.

Al cabo de varios meses se enteró por el sargento de la Guardia Nacional de que todos los guerrilleros arrestados habían sido sometidos a juicio y condenados a tres meses de prisión. Una vez cumplidas dichas penas, quedaron todos en libertad.

LA DESPEDIDA

La despedida

Tras casi tres años de estancia en Moitaco y Ciudad Bolívar (Estado de Bolívar), plenamente integrados en las costumbres y hábitos de la zona, decidimos que era el momento de regresar.

El objetivo del viaje se había logrado de una manera más que satisfactoria. Había tenido la oportunidad de disfrutar de una experiencia tanto profesional como humana en un país completamente distinto, que me había permitido observar y analizar cómo las condiciones sociales y ambientales pueden condicionar y repercutir en la labor sanitaria. Dicho con otras palabras, observar cómo la "medicina social" influye de manera determinante en el resultado y manifestaciones del proceso biológico final de un individuo y de toda la sociedad. El no participar directamente en su recuperación sería decantarse por la "expropiación" de su propia salud en beneficio de los que fabrican medicamentos y hacen tecnología. Este es uno de los paradigmas actuales de la salud y enfermedad.

La medicina social era la única parte de la medicina integral que podía proporcionarme herramientas para poder superar aquella situación. Me fue aportando experiencia en aquella disciplina que poco tenía que ver con los hospitales y los médicos en los países más desarrollados. Lo que aprendimos en la Facultad no tenía nada que ver con aquella realidad.

La medicina social empezó a despertar en mí como una herramienta para promover la salud a toda una población que se encontraba en aquellas condiciones. Ya la Organización Mundial de la Salud se había referido, en su definición de salud pública, al concepto de salud como un estado de completo bienestar físico, mental y social, con capacidad de funcionamiento, y no únicamente la ausencia de malestar o dolencia. La medicina social incluye, por otra parte, la epidemiología y la organización de los servicios de salud, y "se puede definir como la teoría y la práctica de la medicina en la cual el médico moviliza todos los recursos sociales para mantener la salud no solo del individuo sino también, de la comunidad"[20.] La medicina social concibe al individuo como un ser social y biológico, y la protección, el mantenimiento y el mejoramiento de la salud exigen la plena utilización, tanto de los recursos sociales, como de los puramente médicos. La protección de la salud se basa fundamentalmente en medidas de tipo social, como suministros de agua potable y alimentarios adecuados, entre otros. El papel del médico y del resto de personal que trabaja en salud, por su parte, consiste en ayudar a desarrollar los recursos sociales necesarios para la protección de la salud, llamar la atención sobre los defectos o carencias y luchar por la creación de nuevos recursos a medida que se vayan ha-

---

20 https://es.slideshare.net/slideshow/distincin-entre-medicina-individual-y-medicina-social/58455991

ciendo necesarios[21]. Cuando hay enfermedad, el objetivo de la medicina social es el restablecimiento, no solo de las funciones biológicas del paciente, sino también de su función social[22]. De hecho, en un sistema de medicina social desarrollado, el médico puede recomendar las adaptaciones sociales necesarias que se requieran en esa comunidad o pueblo.

A pesar de las pésimas condiciones en las que habíamos vivido durante algún tiempo, sin agua ni luz, con escasez de alimentos, teniendo que hacer frente al trabajo como médico en medio de la gran pobreza económica que había en la zona, mi familia y yo no regresamos de vacío. Al contrario, así como habíamos dejado allí una riqueza de respeto y cariño, obtuvimos también, desde el primer momento, la ayuda, la amistad y la consideración de todos sus habitantes.

Lo que a mí y mi familia más nos llamó la atención fue la pobreza en la que se encontraba casi toda la parroquia de Moitaco, y no llegábamos a entender la paradoja que nos asaltaba siempre: "Un país tan rico en "materias primas" no puede ser tan pobre con las personas que lo habitan".

Yo creía firmemente en todo esto. Por ello, entendía que, para mejorar la calidad de vida y de salud en Venezuela, había primero que incidir también en la realidad socioeconómica de sus habitantes. Pero había muchos problemas y frentes que se debían abordar, para muchos desconocidos.

En primer lugar, atajar la *desnutrición* en niños, jóvenes, personas mayores y embarazadas. Había muchas maneras de abor-

---

21 Milton Terris. *Los alcances de la medicina social. La revolución epidemiológica y la medicina social.* 2ª Edición. Siglo XX1 Editores. 1982.

22 https://es.slideshare.net/slideshow/medicina-social-e-individual-estesi/72188070.

darla desde diferentes ángulos y maneras. Los desayunos infantiles y comedores escolares, con la leche entregada gratuitamente a las mujeres embarazadas, fueron claves en la disminución de dicho problema. En aquel entonces, existía en Venezuela un Instituto de Nutrición Humana fundado y dirigido por el español José María Bengoa. Esa situación de desnutrición podría desaparecer con la ayuda de este Instituto. Una clave para detectar la desnutrición era ver que los animales, especialmente los perros, estaban muy flacos.

El contener la *malaria*, era también primordial. La Guardia Nacional era en aquel entonces la encargada de controlarla, con la ayuda de todo el sistema sanitario. Normalmente recorrían todo el caserío de Moitaco dos o tres veces al año y lo rociaban con DDT completamente; además, cualquier caso de fiebre sin identificar en la población era remitido inmediatamente por las auxiliares de turno de la localidad a la medicatura, para la realización de la correspondiente prueba (gota gruesa) y poder descartar así cualquier caso de malaria. En el tiempo que estuve allí como médico, no se me remitió ningún caso.

El freno a las *enfermedades diarreicas* con la implementación del acueducto de agua potable fue también clave en la disminución de este tipo de enfermedades, sobre todo en los niños. Se tenía, de todos modos, la costumbre de recoger agua del rio para las labores de la casa y la comida. En mi familia, aunque también se hacía, se hervía siempre el agua antes de tomarla, y nunca nos sucedió nada. Se tomaba, pues, el agua según se recogía del río o de la lluvia. No había una red de aguas domiciliarias tratadas y desinfectadas, y el acueducto de agua potable sirvió para este fin, y también para la erradicación de una pandemia de diarreas.

Cabría destacar también la importante labor de concienciar a la población ante la incipiente alza de las *enfermedades crónicas*, enfermedades de futuro de entonces, aunque algunas de ellas ya estaban presentes, como las vinculadas al gran consumo de alcohol (alcoholismo) y tabaco (bronquitis crónica), y la enfermedad coronaria, debida especialmente al alto consumo de grasas saturadas.

No solo la escasez de recursos económicos, sanitarios y humanos fue determinante para un normal desarrollo del trabajo social y sanitario sino también la falta de organización y participación de la población en las actividades orientadas a la resolución de los problemas prioritarios de la zona.

Esta experiencia que se fueron implementado, como la puesta en marcha del acueducto de agua potable, la creación del desayuno infantil y comedores escolares, el asfaltado de la carretera, fueron claves en el desarrollo de la parroquia para el abaratamiento de todos los materiales necesitados, incluidos los alimentos, así como la salida de los productos agrícolas, como el algodón, a los mercados, garantizando precios más justos para los agricultores. La parroquia de Moitaco quedaría, con el asfaltado de la carretera, conectada a la red general de carreteras de la región.

El regreso me aportó el conocimiento y la experiencia en el campo de la medicina social y en los problemas que esta plantea. El resultado de toda esta experiencia fue la capacidad de abordar mejor los problemas de salud y enfermedad dentro del contexto social en que vivimos. Tomé conciencia de que para realizar una práctica integral tendría que contemplar aspectos tales como la economía, la demografía, la sociología, la psicología, etc. en resumen, la medicina social, que integraría todas ellas.

Esta experiencia supuso una confirmación de cómo se deberían afrontar los problemas de salud tanto colectivos como individuales priorizándolos según la gravedad de cada uno de ellos. A pesar de no prescribir una atención a la salud, individual, con grandes aparatos tecnológicos para detectar todos y cada uno de los problemas de la enfermedad, el hecho de favorecer la prevención y la medicina social, teniendo en cuenta las condiciones de vida de los residentes, dio lugar a que los frutos alcanzados fueran muy interesantes, ya que se mejoró la salud colectiva de la población.

Mi futuro se centró en ese tipo de intervenciones preventivas y de promoción de la salud teniendo en cuenta las condiciones de vida de las personas, tal y como se llevaron a cabo en el Centro de Salud de Tirajana.

Con el tiempo, esta orientación profesional me condujo a formarme mejor en salud pública y como epidemiólogo en el Instituto de Salud Carlos III, aunque con otra visión del problema social de la salud y la enfermedad.

Este libro se escribe con la finalidad de promover otros enfoques en el ámbito de la salud y la enfermedad desde una perspectiva comunitaria, teniendo en cuenta las condiciones de salud y de vida de la población ofreciendo soluciones integrales en la línea de lo que recomienda la Organización Mundial de la Salud.

Para el relato de la experiencia que aquí describo, que sucedió hace cuarenta y cinco años, me han ayudado las memorias elaboradas en su día y los escritos remitidos a las diferentes autoridades sanitarias y administrativas que he conservado.

FT-1